Howard/Ramsell Die Bach-Blüten

Judy Howard/John Ramsell

Die Bach-Blüten

Fragen und Antworten

Aus dem Englischen von
Christian Quatmann

Mit einem Vorwort von
Mechthild Scheffer

IRISIANA

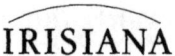

IRISIANA

Eine Buchreihe herausgegeben von
Margit und Rüdiger Dahlke

Die Originalausgabe erschien unter dem Titel
Judy Howard, *The Bach Flower Remedies Step by Step*
bei C. W. Daniel, Saffron Walden
© Judy Howard 1990

John Ramsell, *Questions and Answers*
bei The Bach Centre, Sotwell
© The Bach Centre 1986

Die Deutsche Bibliothek – CIP-Einheitsaufnahme
Howard, Judy:
Die Bachblüten: Fragen und Antworten / Judy Howard; John
Ramsell. Mit einem Vorw. von Mechthild Scheffer [Aus dem
Engl. von Christian Quatmann].-3. Aufl. – München: Hugendubel, 1996
(Irisiana)
ISBN 3-88034-914-2
NE: Ramsell, John:

3. Auflage 1996
© Heinrich Hugendubel Verlag, München 1991
Alle Rechte vorbehalten

Umschlaggestaltung: Zembsch' Werkstatt München,
unter Verwendung eines Fotos von Judy Howard
Produktion: Tillmann Roeder, München
Satz: Uhl + Massopust, Aalen
Druck und Bindung: Huber, Dießen
Printed in Germany

ISBN 3-88034-914-2

Inhalt

Vorwort

1972 fragte mich eine Studienkollegin nach einem Vortrag über klassische Homöopathie, ob ich schon einmal etwas von den Bach-Blüten gehört hätte. Ich schüttelte den Kopf. Auf meine Gegenfrage, was denn das sei, antwortete sie: »Soll 'ne tolle Sache sein!«

Diese scheinbar banale Begebenheit war die Initialzündung für eine Entwicklung, die meinen Lebens- und Berufsweg unmerklich und schrittweise völlig verändern sollte. Als ich wenig später das erste englische Buch über die »Bach Flower Remedies« las, empfand ich die Einfachheit der Bach'schen Blütenbeschreibung fast als Provokation für einen an die umfangreichen Arzneimittelbilder der klassischen Homöopathie gewohnten Geist. Da mein Interesse aber schon immer ausschließlich den Gemütssymptomen in der Homöopathie gegolten hatte, erschien es mir interessant herauszufinden, was sich hinter der sogenannten *Bach Flower Therapy* wirklich verbarg, denn »so einfach konnte es doch nicht sein!«

An einem schönen Sommertag fuhr ich mit British Rail in Richtung Oxford und besuchte Mount Vernon, das englische *Bach Centre*. Auch hier war ich von der Bescheidenheit in Dimension und Ausstattung mehr als überrascht, gleichzeitig aber tief beeindruckt von der Atmosphäre ruhig-heiterer Gelassenheit, die von diesem geradezu idyllischen Ort ausging. Man hatte das Gefühl, die Zeit sei stehengeblieben und Edward Bach und Nora Weeks würden jeden Moment mit einem Zweig frischer Blüten in der Hand durch die Gartentür treten...

Immer noch gegenwärtig ist mir die erste Begegnung mit John Ramsell. Der überaus zierliche freundliche Mann sah mich an und sagte: »You have a mission«, dann überlegte er, welche Blüte ich wohl brauchen würde und verordnete mir Vervain.

Damals hat wohl keiner von uns beiden vorausgeahnt, welche enorme Entfaltung der Bach-Blütentherapie in den folgenden Jahren bevorstand. In den deutschsprachigen Ländern war sie zu jener Zeit

so gut wie unbekannt und auch in England gab es nur einen über-
schaubaren Kreis begeisterter Freunde der Bach-Blütentherapie.

Aus meiner ersten Begegnung mit John, der viele weitere folgen
sollten, entstand in den Jahren eine fruchtbare und freundschaftliche
Zusammenarbeit, der ich sehr viele wertvolle Einsichten verdanke.

Inzwischen sind auch viele Bücher über die Bach-Blütentherapie
geschrieben worden. Für den Anfänger ist es nicht immer leicht,
sich in dem vielfältigen, höchst unterschiedlichen Angebot zurecht-
zufinden. Aus diesem Grunde freut es mich ganz besonders, daß die
vorliegende kleine Einführung in die Bach-Blütentherapie, zusammen mit der Beantwortung der wichtigsten an das *Bach Centre*
immer wieder gestellten Fragen, nun auch in deutscher Sprache
vorliegt.

Beim Lesen spürt man das ganze Engagement und Bemühen der
Kuratoren um ihre Aufgabe. Deutlich wird auch das Prinzip *simplicity*, eines der geistigen Fundamente der Bach-Blütentherapie. Zi-
tate der engsten Mitarbeiter Edward Bachs und Stellungnahmen der
späteren Kuratoren dokumentieren die Ungebrochenheit der Tradition bis zum heutigen Tag.

Schon Samuel Hahnemann, der Schöpfer der klassischen Homöopathie sagte: »Mach's nach, aber mach's genau nach!« Dieses
gilt genauso für die Bach-Blütentherapie.

Edward Bach schrieb: »Keine Wissenschaft oder besondere
Kunstfertigkeit ist notwendig, außer der von mir angegebenen
einfachen Methode. Und diejenigen werden den größten Nutzen
aus dieser Gottesgabe ziehen können, die sie so erhalten, wie sie ist,
frei von Verwissenschaftlichung und komplizierten Theorien – alles
in der Natur ist einfach.«

Alle unseren komplexen und scheinbar komplizierten Gefühls-
reaktionen, so erkannte Bach, beruhen auf einer begrenzten Anzahl
einfacher Gefühlsreaktionsmuster der menschlichen Natur. Jeder
Mensch kann sie erkennen und mit Hilfe der Bach-Blüten auf
einfache Weise konstruktiv für seine Entwicklung nutzen. Dieses
Buch wird dabei hilfreich sein.

Hamburg, im Juli 1991   MECHTHILD SCHEFFER

Aktuelle Information zur Bach-Blütentherapie

Das System der 38 Bach-Blüten dient dazu, der Persönlichkeit die Chance zu geben, vorübergehende allgemeinmenschliche negative Gemütsstimmungen, wie z. B. Unsicherheit, Eifersucht, Kleinmütigkeit u. ä., deren Ursache Charakterschwäche ist, konstruktiv zu be- und verarbeiten. Zielsetzung ist die seelische Reinigung, Selbsterkenntnis, harmonische Entfaltung und damit eine größere Stabilität der Persönlichkeit. Daraus folgt dann indirekt auch eine höhere Resistenz gegenüber seelischen und gegebenenfalls psychosomatischen Störungen. Es wäre deshalb falsch, die Wirkung der 38 Bach-Blüten in direktem Zusammenhang mit körperlichen Krankheitssymptomen zu betrachten. Die Bach-Blütentherapie liegt vielmehr auf der Ebene der seelischen Gesundheitsvorsorge. Die Bach-Blütenkonzentrate können deshalb auch zur Vorbeugung gegen körperliche Krankheiten und zur Unterstützung einer fachgerechten Behandlung dienen, diese aber nicht ersetzen. Wenn in diesem Buch von Diagnose, Patient, Therapie oder Heilung gesprochen wird, so ist dieses deshalb nicht im Sinne der Schulmedizin aufzufassen.

Die Bach-Blütentherapie ist zur Selbstbehandlung gedacht. Die Behandlung fremder Personen unterliegt in den verschiedenen deutschsprachigen Ländern zur Zeit unterschiedlichen gesetzlichen Bestimmungen. Dieses bitten wir zu beachten.

I
Die Bach-Blüten
Eine Einführung

Wohl kaum jemand ist so berufen, die Wirkweise der Bach-Blüten zu erklären wie Nora Weeks, Edward Bachs ständige Begleiterin und unermüdliche Helferin. Nora hat ihr ganzes Leben in den Dienst dieses großen Werks gestellt und die von Dr. Bach entwickelten Prinzipien ebenso wie die Grundessenz seiner Therapie, ihre Einfachheit, gegen alle Widerstände unverfälscht bewahrt. Die folgenden Ausführungen sind einem Vortrag entnommen, den sie vor Jahren einmal gehalten hat. Darin wird Edward Bachs Arbeit von jenem Menschen aufs schönste charakterisiert, der dieses Werk wohl am besten kannte:

»Ich möchte Sie bitten, in der nächsten halben Stunde Ihre Gedanken statt auf die Gesundung des kranken Körpers auf die Heilung des kranken Menschen zu richten. Denn Dr. Edward Bach erkannte – nach vielen Jahren intensiver Forschung –, daß unsere körperliche Gesundheit von unserer Denkungsart und unseren Gefühlen abhängig ist.

Bei guter Gesundheit sind wir, wenn wir von Harmonie erfüllt sind, wenn wir positiv, konstruktiv, ja glücklich denken. Denken wir hingegen negativ, destruktiv und unglücklich, dann sind wir bei schlechter Gesundheit. So groß ist die Macht des Denkens, die Macht des Menschen über seinen Körper, der in letzter Konsequenz nur das Vehikel ist, das Gefährt, dessen wir uns auf unserer Lebensreise bedienen. Da einige von Ihnen mit den Bach-Blüten vielleicht noch nicht vertraut sind, möchte ich zunächst zu Ihnen von Dr. Bach selbst sprechen und davon, wie er seine Behandlungsmethode entwickelt und die Blütenmittel entdeckt hat.

Edward Bach, dessen Familie aus Wales stammte, studierte Medizin und legte Anfang unseres Jahrhunderts in Cambridge seine ärztliche Abschlußprüfung ab. Er war ein ziemlich ungewöhnlicher Medizinstudent, denn er fing schon bald an, sich mehr für seine

Patienten selbst als für deren Krankheiten zu interessieren. Er saß an ihrem Bett und ließ sie sprechen und fand zuhörend die wahre Ursache ihres schlechten Befindens heraus. Da war beispielsweise die Frau mit schwerem Asthma, die ständig unter Angstzuständen litt. Sie erzählte Dr. Bach, ihr einziger Sohn habe vor über drei Monaten eine Arbeit in Nordengland angenommen und seither nichts mehr von sich hören lassen. Sie hatte Angst, er habe einen Unfall gehabt, sei schwer verletzt worden oder vielleicht sogar ums Leben gekommen. Aber eines Tages stattete der Sohn ihr einen Besuch ab und berichtete ihr, er habe gar nicht weit von zu Hause entfernt eine neue Beschäftigung gefunden. Bereits wenige Tage später war ihr Asthma völlig verschwunden. Sie brauchte ihren Atem nicht länger aus Furcht um ihren Sohn anzuhalten.

Der Mann mit dem angeblichen Zwölffingerdarmgeschwür war sehr bedrückt. Er hatte seine Arbeit verloren, seine Frau konnte nicht arbeiten, und er hatte zwei kleine Kinder. Als er später erfuhr, daß er seine Arbeit wieder antreten konnte, wurde er wieder gesund. Die heutige Medizin weiß inzwischen, daß Sorgen sehr häufig Magen- und Zwölffingerdarmgeschwüre verursachen, aber damals war das eine ganz neue Idee.

Dr. Bach gelangte so zu der Überzeugung, die Behandlung der körperlichen Symptome allein sei nicht ausreichend. Er betrachtete den Körper jetzt als einen Spiegel, in dem sich unsere inneren Gedanken reflektieren. Der leidende Mensch selbst, so erkannte Bach, müsse behandelt und unterstützt werden und so seine Sorgen, Ängste, Depressionen und seine Hoffnungslosigkeit überwinden. Er begriff, daß eine ganz neue Behandlungsmethode nötig sei, und zwar eine praktische, denn Worte allein waren seiner Ansicht nach nicht genug. Denn einem von Sorgen niedergedrückten Menschen ist mit den Worten »Nimm's leicht – sei glücklich« natürlich noch nicht geholfen.

Aber zunächst wollte Dr. Bach neue Methoden der orthodoxen Medizin an sich selbst ausprobieren und den Nachweis ihrer Wirksamkeit erbringen. Er verschrieb sich deshalb der Bakteriologie. Er genoß auf diesem Fachgebiet der Medizin wegen seiner Forschungsarbeiten großes Ansehen, aber seine Ergebnisse stellten ihn noch nicht zufrieden. Noch immer behandelte er in erster

Linie Körper und nicht Menschen, und es widerstrebte ihm, die Produkte der Krankheit – etwa beim Impfverfahren – wieder in den Körper des Menschen zu injizieren. Dennoch waren diese Jahre keine vertane Zeit, denn er beobachtete seine Patienten, seine Freunde – wen immer er traf – und die Reaktionen dieser Menschen auf die Erfahrungen des Alltagslebens. Er beobachtete die Menschen bei der Arbeit, in der Freizeit, im Zustand der Gesundheit oder des Unwohlseins. Und die Kenntnis der menschlichen Natur, die er so erwarb, sollte ihm später noch gute Dienste erweisen.

Dann lernte er die Homöopathie kennen und war froh, als er feststellte, daß Hahnemann, der Gründer dieser Heilmethode gesagt hatte: »Entscheidend für die Heilung ist der Patient selbst.« Ebenso begrüßte er, daß homöopathische Heilmittel je nach der Persönlichkeit des Patienten ausgewählt werden – entsprechend dem Charakter und der Veranlagung des leidenden Menschen ebenso wie unter dem Gesichtspunkt seiner körperlichen Symptome.

Dr. Bach arbeitete eine Zeitlang im Labor des Königlichen Homöopathischen Krankenhauses in London. In dieser Phase begann er sich für die Beziehung zwischen der Giftabsonderung gewisser Darmbakterien und den chronischen Erkrankungen zu interessieren. Da die entsprechenden Forschungen ihn seinem endgültigen Ziel einen großen Schritt näherbrachten, möchte ich an dieser Stelle kurz auf seine damalige Arbeit zu sprechen kommen.

Er konnte sieben Gruppen von Darmflora isolieren, aus denen er auf homöopathischem Weg sogenannte Nosoden präparierte, die seine Patienten oral einzunehmen hatten. Der Zweck dieser Nosoden ist es, den Darmtrakt zu reinigen. Ich sage nicht zufällig »ist«, denn die sieben Bach- oder Darmnosoden finden auch heute noch Verwendung – und zwar äußerst erfolgreich.

Dann machte er eine sehr wichtige und folgenreiche Entdeckung: Alle Patienten, die unter vergleichbaren emotionalen Schwierigkeiten zu leiden hatten, sprachen auf ein und dieselbe Nosode an, und zwar ganz unabhängig von ihrem organischen Befund. Patienten, die unter heftigen Gefühlsausbrüchen und Gedankenüberflutung litten, brauchten eine ganz bestimmte Nosode. Nervöse, furchtsame

Menschen dagegen brauchten – unabhängig von ihrem organischen Problem – allesamt eine bestimmte andere Nosode.

Von diesem Zeitpunkt an verschrieb er die Nosoden nur noch entsprechend der Gemütskonstitution des betreffenden Patienten. Auf eine körperliche Untersuchung der Patienten konnte er jetzt ebenso verzichten wie auf Labortests, und die Behandlung konnte ohne langwierige Verzögerungen sofort beginnen. Die ausgezeichneten Ergebnisse bestätigten die Richtigkeit seiner Annahmen.

Dies alles bestärkte Dr. Bach in der Auffassung, daß organische Erkrankungen nicht auf körperliche Ursachen zurückzuführen sind, sondern – wie er sich ausdrückte – der »Niederschlag geistiger Grundhaltungen« sind.

Dr. Bach wußte jetzt, daß er sein Leben und seine Energie fortan ganz der Suche nach den reinen Heilmitteln widmen konnte, die dem leidenden Menschen helfen würden, sich über seine unglücklichen Gedanken zu erheben. Außerdem wußte er, daß diese neuen Heilmittel in der Natur – in Bäumen und Pflanzen – gleichsam der Entdeckung harrten, denn unser Schöpfer hat die Natur mit allem ausgestattet, was wir brauchen.

Bach war sich auch schon über den Grundgedanken seiner neuen Heilmethode im klaren, und der lautete: »Behandle den Patienten, nicht seine Krankheit.« Er hatte ja immer wieder gesehen, daß der Körper positiv reagierte, wenn der Patient seine negativen Gedanken überwunden hatte.

1930 gab er also seine Arbeit in London auf, ohne einen weiteren Gedanken an die Vergangenheit zu verschwenden, und zog aufs Land hinaus.

Während all der Jahre seiner medizinischen Tätigkeit hatte er immer wieder die Richtigkeit seiner Entdeckungen wissenschaftlich zu untermauern versucht und sich dabei hauptsächlich auf seinen Intellekt gestützt. Aber jetzt vollzog sich in ihm eine Wandlung. Er wurde sowohl körperlich als auch geistig außerordentlich empfindsam.

Bevor er in freier Natur die verschiedenen Pflanzen entdeckte, aus denen er von nun an seine Blütenmittel bereitete, durchlebte er stets selbst in aller Deutlichkeit den Gemütszustand, den die betreffende Pflanze zu heilen vermochte. Zugleich hatte er in diesen

Phasen – wie er sich selbst ausdrückte – das Privileg, unter bestimmten organischen Krankheitssymptomen zu leiden. In diesem Zustand wanderte er dann durch Wald und Flur, bis er die Pflanze fand, die seine Heiterkeit und seinen Seelenfrieden unverzüglich wiederherzustellen vermochte, und bereits wenige Stunden nach der Einnahme des betreffenden Blütenmittels waren dann auch die jeweiligen körperlichen Symptome wieder verschwunden.

Auf diese Weise fand er die 38 Pflanzen, die zur Behandlung der 38 verschiedenen negativen Gemütszustände geeignet sind, die wir Menschen kennen. Mit drei Ausnahmen sind die Bach-Blüten allesamt in unseren Breiten wachsende Wildpflanzen. Er verwendete ausschließlich die Blüten, denn sie wachsen über dem Boden im Sonnenlicht und in der frischen Luft und enthalten in ihrem Innersten embryonische Samen, die Lebenskraft der Pflanze. Ganz sicher kennen Sie viele von ihnen: zum Beispiel den Stechginster (*Gorse*), das Heidekraut (*Heather*), das Geißblatt (*Honeysuckle*), die Heckenrose (*Wild Rose*), die Wegwarte (*Chicory*), den Odermennig (*Agrimony*) – oder die Blüten so bekannter Bäume wie der Eiche, der Buche, der Weide und der Lärche.

Dr. Bach teilte die 38 Pflanzen in sieben Gruppen ein – Heilmittel gegen Angstzustände, Unsicherheit und Entscheidungsschwäche, Einsamkeit, mangelndes Interesse an Gegenwartssituationen, gegen Überempfindlichkeit für Einflüsse und Ideen, gegen Mutlosigkeit und Verzweiflung, gegen Überbesorgtheit um das Wohl anderer.

In seiner Schrift *Die zwölf Heiler*[1] hat er die den einzelnen Blütenessenzen entsprechenden negativen Gemütszustände sehr einfach beschrieben.«

NORA WEEKS 1973

Eine ausführliche Darstellung von Dr. Bachs Leben findet sich in Nora Weeks, *Edward Bach – Entdecker der Blütentherapie*[2]. Diese Biographie gibt Auskunft über seine berufliche Laufbahn, seine

---

1 In Edward Bach, *Blumen, die durch die Seele heilen*, München: Hugendubel, 1980.
2 Nora Weeks, *Edward Bach*, München: Hugendubel, 1988.

Forschungen und seine – inzwischen in aller Welt gewürdigte – Entdeckung der Heileigenschaften bestimmter Pflanzen – eben der Bach-Blütenkonzentrate.

Die 38 Blütenessenzen bilden ein komplettes Heilsystem. Dr. Bach hat jede der Pflanzen entsprechend ihrer spezifischen Heilwirkung auf das menschliche Gemüt ausgewählt. Nahrungspflanzen und sonstige Heilpflanzen haben ihren besonderen Zweck, und deshalb hat Bach sie in seinem Bestreben nach einem klar umrissenen Heilsystem beiseite gelassen. Man hört immer wieder die Frage, ob er wohl weitere Blütenmittel entdeckt hätte, wenn er länger gelebt hätte, aber dies ist nicht der Fall, denn die 38 Blütenkonzentrate schaffen bei jedem nur denkbaren negativen Gemütszustand Abhilfe, und deshalb kann es neben ihnen keine weiteren mehr geben. Und tatsächlich hat Edward Bach kurz bevor er im November 1936 starb, seine Arbeit für abgeschlossen erklärt und seine Helfer und Mitarbeiter, denen er sein Lebenswerk anvertraute, gebeten, dieses unverändert zu bewahren.

Denn obwohl die heutige Gesellschaft uns mit ihrem hohen Tempo, immer neuen Umweltbedingungen und etlichen neuen Krankheitsbildern vor immer neue Herausforderungen stellt, bleibt die Natur des Menschen unverändert. Und obwohl die Probleme, mit denen wir uns herumschlagen müssen, andere sein mögen als zu Dr. Bachs Zeit, kommt es immer noch entscheidend auf unsere Gefühlshaltungen an, und die werden im Prinzip von den jeweiligen Zeitumständen nicht berührt. Die heute verbreitete Angst vor AIDS oder Krebs ist keine wesentlich andere als die Furcht vor Diphterie oder Pocken, wie sie zu Bachs Lebzeiten grassierte. Die Blütenmittel wirken in erster Linie auf den geistigen Ausblick des leidenden Menschen, auf seine Persönlichkeit und sein Temperament und nicht unmittelbar auf seine organischen Symptome, und deshalb kommt es entscheidend auf die Angst an, nicht so sehr auf Pocken oder AIDS. Mit den Bach-Blüten wird der Mensch behandelt, nicht die Krankheit, und auch wenn die Zeiten sich verändern mögen – die Blütenessenzen gehen mit den Menschen, nicht mit der Zeit.

II
Die 38 Original Bach-Blütenkonzentrate

Es war Edward Bachs Ziel, die Anwendung der Blütenkonzentrate solle so unkompliziert und einfach sein, daß jeder damit umgehen könne. Er sagte:

Dieses Heilverfahren ist in größter Freiheit entwickelt und an die Öffentlichkeit gebracht worden, damit Menschen wie Ihr sich bei Krankheit zu helfen wissen oder ihre Kraft und ihr Wohlbefinden immer wieder zu erneuern vermögen. Die Methode verlangt keine wissenschaftlichen Kenntnisse, zu ihrer Anwendung braucht Ihr nur ein paar Kenntnisse und Wohlwollen und Verständnis für die – uns allen gemeinsame – menschliche Natur.

Simplicity war sein höchstes Ziel, und von diesem Streben nach Einfachheit ließ er sich auch leiten, als er *Die zwölf Heiler* schrieb, worin dargelegt wird, wie jedes der Blütenmittel bestimmten Gemütszuständen und geistigen Grundhaltungen zugeordnet ist. In diesem Text sind alle wesentlichen Grundsätze der Bach-Blütentherapie festgehalten; es ist daher das wichtigste aller Bücher, die über die Bach-Blüten erschienen sind.

Dr. Bach hat die 38 Blütenessenzen in sieben Gruppen eingeteilt:

1. Gegen Angstzustände: *Rock Rose* (Gelbes Sonnenröschen), *Mimulus* (Gefleckte Gauklerblume), *Cherry Plum* (Kirschpflaume), *Aspen* (Espe), *Red Chestnut* (Rote Kastanie)

2. Bei Unsicherheit: *Cerato* (Bleiwurz), *Scleranthus* (Einjähriger Knäuel), *Gentian* (Herbstenzian), *Gorse* (Stechginster), *Hornbeam* (Hainbuche), *Wild Oat* (Waldtrespe)

3. Bei ungenügendem Interesse an Gegenwartssituationen: *Clematis* (Weiße Waldrebe), *Honeysuckle* (Geißblatt), *Wild Rose* (Heckenrose), *Olive*, *White Chestnut* (Weiße Kastanie), *Mustard* (Wilder Senf), *Chestnut Bud* (Knospe der Roßkastanie)

4. Bei Einsamkeit: *Water Violet* (Sumpfwasserfeder), *Impatiens* (Drüsentragendes Springkraut), *Heather* (Heidekraut)

5. Bei Überempfindlichkeit gegenüber Einflüssen und Ideen: *Agrimony* (Odermennig), *Centaury* (Tausendgüldenkraut), *Walnut* (Walnuß), *Holly* (Stechpalme)

6. Bei Mutlosigkeit und Verzweiflung: *Larch* (Lärche), *Pine* (Schottische Kiefer), *Elm* (Ulme), *Sweet Chestnut* (Edelkastanie), *Star of Bethlehem* (Doldiger Milchstern), *Willow* (Gelbe Weide), *Oak* (Eiche), *Crab Apple* (Holzapfel)

7. Bei Überbesorgtheit um das Wohl anderer: *Chicory* (Wegwarte), *Vervain* (Eisenkraut), *Vine* (Weinrebe), *Beech* (Rotbuche), *Rock Water* (Quell- oder Heilwasser)

Um die Bach-Blütentherapie anwenden zu können, muß man zunächst alle Blütenmittel kennenlernen. Daher werden hier alle 38 Bach-Blüten der alphabetischen Reihenfolge nach kurz beschrieben.

Agrimony (Odermennig)

Dieses Blütenmittel hilft jenen, die ihre Gefühle hinter einem forsch-fröhlichen Auftreten verbergen. Solche Menschen sind äußerlich meist aktiv, fröhlich und lebhaft und verbergen im allgemeinen erfolgreich ihre Ängstlichkeit vor ihren Mitmenschen. Schmerzen, Sorgen, etwaige Gesundheitsprobleme werden von solchen Leuten, die vorgeben, alles stehe zum besten, meist leichthin abgetan. Innerlich können sie jedoch durchaus bisweilen heftig leiden, aber selbst dann versuchen sie noch zu lächeln und ihre inneren Gefühle zu verbergen. Das ständige Bemühen, die heitere Fassade aufrechtzuerhalten, verstärkt jedoch nur noch die Belastung, unter der sie stehen. *Agrimony* hilft Menschen dieser Persönlichkeitsstruktur in schwierigen Situationen zu entspannen, sich über ihre Schwierigkeiten Klarheit zu verschaffen und ihre Probleme gegebenenfalls mit anderen zu besprechen.

Aspen (Espe)

Die Espe wird häufig als »Zitterpappel« bezeichnet, weil ihre Blätter im Wind tanzende Bewegungen vollführen und geheimnisvoll rauschen. Diese äußeren Merkmale der Espe passen sehr gut zu ihrer angstlindernden Wirkung. Die Angst, um die es sich in diesem Fall handelt, bezieht sich jedoch nicht auf bekannte Dinge – in dem Fall wäre *Mimulus* angezeigt –, sondern ist unbestimmten Charakters und kann den betreffenden Menschen ohne erkennbaren Grund manchmal panikartig überfallen. Die mit *Aspen* assoziierte Angst ist mehr eine unbestimmte Furcht, eine bedrohliche Vorahnung, eine diffuse Befürchtung. Fragt man den betreffenden Menschen jedoch, wovor er oder sie sich fürchtet, dann erhält man meistens nur vage Antworten und unbestimmte Erklärungen.

Beech (Rotbuche)

Diese Bach-Blüte benötigen vor allem jene, denen es Schwierigkeiten bereitet, die Schwächen anderer zu verstehen. Solche Menschen beurteilen häufig das Verhalten jener Zeitgenossen äußerst kritisch, die sie für töricht, kurzsichtig und unwissend halten; es fehlt ihnen deshalb oftmals an Toleranz und Einfühlungsvermögen. Sie ärgern sich über die Gewohnheiten und Eigenarten anderer Menschen, und obwohl sie sich selbst als Perfektionisten sehen, können sie nur schwer anerkennen, daß andere durchaus ihre eigenen Ideale haben und sich deshalb aus gutem Grund so verhalten, wie sie es tun. Menschen dieses Typs reden zwar nicht immer frei von der Leber weg, ja sie erscheinen sogar vielfach geduldig und ruhig, aber nicht selten kochen sie innerlich vor Wut. *Beech* hilft diesem Persönlichkeitstyp, sich in die Situation anderer Menschen zu versetzen und mehr Toleranz und Verständnis für andere aufzubringen.

Centaury (Tausendgüldenkraut)

Dieses Blütenmittel gibt all jenen Kraft, denen es schwerfällt, sich durchzusetzen. Solche Menschen sind meist überaus freundlich und stets bereit, zu helfen und gefällig zu sein. Es widerspricht geradezu ihrer Natur, nein zu sagen, und sie möchten niemanden enttäuschen. Wegen ihres sanften und großmütigen Charakters lassen sie sich leicht beherrschen oder manipulieren und haben oft unter stärkeren, durchsetzungsfähigeren Persönlichkeiten zu leiden, die die Gutmütigkeit des *Centaury*-Menschen ausnutzen. So geschieht es nicht selten, daß sie sich völlig aufarbeiten und anfangen, sich selbst ihrer Schwäche wegen zu verachten. Diese Blütenessenz hilft diesen Menschen, zwar ihr angenehmes Wesen beizubehalten, jedoch gegebenenfalls bestimmt aufzutreten und so die Achtung und Anerkennung ihrer Umwelt zu gewinnen.

Bach hat die Grundhaltung des *Centaury*-Typus sehr schön in den folgenden Sätzen charakterisiert:

Ich bin schwach, ja, ich weiß, daß ich schwach bin – aber warum? Weil ich gelernt habe, Stärke und Macht und Dominanz zu hassen. Und sollte ich es mit meiner Schwäche ein wenig übertreiben, verzeih mir – es ist nur, weil es mir so zuwider ist, andere zu verletzen. Ich werde mich bemühen, schon bald innerlich dahin zu gelangen, weder andere zu verletzen noch mich selbst verletzen zu lassen. Aber wie die Dinge stehen, würde ich lieber selbst leiden als meinem Bruder auch nur einmal weh tun.

Cerato (Bleiwurz)

Diese Bach-Blüte hilft all jenen, die ihrem eigenen Urteil mißtrauen. Wann immer sie eine Entscheidung treffen, zweifeln sie diese sogleich an und fragen immer wieder andere Menschen um deren Rat und Meinung, um sich auf diese Weise ein Gefühl der Sicherheit und Bestätigung zu verschaffen. Folglich lassen sich diese Menschen durch die Ansichten und Ideen jener beeinflussen, deren Rat sie suchen, und geraten so mitunter auf den falschen Weg.

Dann heißt es: »Ich *wußte* ja, daß ich dies und jenes hätte tun sollen.« Oder aber sie wollen von jedem ihrer Freunde einen Rat. »Was soll ich tun? Was würdest du an meiner Stelle tun?« lauten dann die Fragen. Hinterher tun sie dann trotzdem, was sie ohnehin getan hätten. *Cerato*-Menschen verlieren infolge ihrer Entscheidungsschwierigkeiten so viel Zeit, daß sie viele sich ihnen bietende Gelegenheiten überhaupt nicht wahrzunehmen vermögen. Von den *Scleranthus*-Persönlichkeiten, die ihre Unsicherheit meistens für sich behalten, unterscheiden sie sich durch den Zwang, die Meinung anderer einzuholen, um sich über ihre eigenen Gedanken Klarheit zu verschaffen. Vom *Larch*-Typus, dem es an Selbstvertrauen mangelt, unterscheiden sie sich dadurch, daß sie – obwohl sie häufig an ihrem Urteilsvermögen zweifeln – genügend Selbstvertrauen besitzen, Herausforderungen anzunehmen und erfolgreich zu bewältigen. Die *Larch*-Persönlichkeit hingegen läßt Gelegenheiten nicht selten tatenlos vorübergehen, weil ihre zahlreichen Skrupel sie daran hindern, aktiv zu werden.

Cherry Plum (Kirschpflaume)

Dieses Blütenmittel sollten besonders Menschen einnehmen, die Angst davor haben, wahnsinnig zu werden, oder befürchten, sie könnten anderen oder sich selbst in einem Augenblick mangelnder Selbstkontrolle etwas antun. Seine Einnahme ist deshalb auch besonders solchen Menschen anzuraten, die öfter von Selbstmordgedanken heimgesucht werden. Häufig geht den genannten Zuständen eine lange Phase der Angst oder Niedergeschlagenheit voraus; vielfach stehen die betroffenen Menschen deshalb am Rande eines Nervenzusammenbruchs oder haben das Gefühl, am Rande des Wahnsinns zu stehen. *Cherry Plum* kann aber auch durchaus hilfreich sein, wenn die beschriebenen Zustände in Gestalt eines akuten Schubes auftreten. Die Anwendung empfiehlt sich auch bei mangelnder emotionaler Selbstkontrolle, wie etwa plötzlichen irrationalen Wut- oder Gewaltausbrüchen oder hysterischen Anfällen. Aus diesem Grund ist *Cherry Plum* auch in *Rescue* (vgl. S. 43) enthalten.

Chestnut Bud (Knospe der Roßkastanie)

Die klebrige Knospe der Roßkastanie ist die geeignete Bach-Blüte für all jene, denen es schwerfällt, aus den Lektionen des Lebens zu lernen. Wenn sie zum zweiten oder dritten Mal mit einer bestimmten Situation konfrontiert werden, lassen sich diese Menschen nicht durch ihre Ersterfahrung beeinflussen, sondern begehen wieder den gleichen Fehler wie zuvor – manchmal x-fach.

Chestnut Bud hilft solchen Charakteren, jede einzelne Erfahrung genau zu betrachten, und bewahrt sie so vor den schmerzlichen Konsequenzen wiederholter Fehler.

Chicory (Wegwarte)

Dieses Heilmittel ist für all jene von Nutzen, die dazu neigen, andere zu »bemuttern«. Menschen dieses Schlages sind liebevoll und freundlich, neigen jedoch dazu, sich in anderer Leute Angelegenheiten einzumischen und ihre Fürsorglichkeit ein wenig zu übertreiben. Am glücklichsten fühlen sie sich, wenn sie von anderen gebraucht werden – etwa im Kreis der Familie, wo sie organisieren und sich nützlich machen können. Dieses liebevolle Interesse kann jedoch manchmal übermächtig werden und verursacht bei den Umsorgten das Gefühl, vor lauter Liebe zu ersticken. Der *Chicory*-Typ versucht in solchen Situationen seine Lieben bei der Stange zu halten, reagiert egoistisch und besitzergreifend, fühlt sich abgelehnt und verletzt und verfällt allzu leicht in eine »Niemand-mag-mich«-Haltung. *Chicory* hilft solchen Menschen, von ihrem besitzergreifenden Verhalten abzulassen und andere zu lieben und zu unterstützen, ohne als Gegengaben Liebe und Aufmerksamkeit einzufordern. Es empfiehlt sich auch für Kinder, die »klammern«, unablässig Aufmerksamkeit verlangen und eifersüchtig über ihre Freunde und ihr Spielzeug wachen.

Clematis (Weiße Waldrebe)

Menschen dieses Typs sind häufig kreative, künstlerische Naturen, die möglichst immer etwas brauchen, worauf sie sich freuen und was sie sich in ihrer Phantasie ausmalen können. Sie interessieren sich deshalb meistens nicht sonderlich für die Gegenwart, weil ihr Geist voller Zukunftshoffnungen und -träume ist. Nicht selten wirken sie unaufmerksam, träumerisch und abwesend und scheinen in einer eigenen Welt zu leben und die Geschehnisse um sie her kaum mitzubekommen. Sie leiden vielfach unter Konzentrationsschwäche und sind rasch gelangweilt, wenn ein Gespräch oder eine Situation ihr Interesse nicht zu fesseln vermag. Der *Clematis*-Typ hört zu, ohne wirklich hinzuhören, sieht die Menschen und Dinge an, ohne sie tatsächlich wahrzunehmen, und vergißt sogleich, was um ihn herum gesprochen wird. Die Einnahme dieser Blütenessenz ist angezeigt, wann immer der vorstehend umrissene Gemütszustand vorherrschend ist, aber auch wenn bei einem Menschen die Tendenz zu beobachten ist, sich in eine Traumwelt zu flüchten. *Clematis* ist deshalb hilfreich bei Bewußtlosigkeit und Ohnmachts- oder Schwächeanfällen und bei übertriebener Gedankenversunkenheit. Aus diesem Grund ist es auch in *Rescue* (vgl. S. 43) enthalten.

Crab Apple (Holzapfel)

Diese Bach-Blüte dient in erster Linie der Reinigung. *Crab Apple* sollten möglichst Menschen zu sich nehmen, die sich irgendwie verunreinigt fühlen – sei es durch Krankheit, Umweltbelastungen, die Berührung schmutziger Objekte oder den Umgang mit infiziertem Material. In solchen Fällen stellt sich häufig zugleich mit dem intensiven Gefühl der Unreinheit der überwältigende Wunsch ein, den Körper zu entgiften. Bisweilen ist dieser Drang so stark, daß die Betroffenen das Gefühl haben, sie müßten sich immer wieder waschen, weil sie davon überzeugt sind, sie hätten sich irgendwie angesteckt. Menschen dieses Typs sind nicht selten putzwütig und stellen hohe Ansprüche an die Hygiene. Das kann so weit führen, daß sie beispielsweise in einem Restaurant, bevor sie zu essen beginnen, sorgfältig Messer und Gabel inspizieren.

Crab Apple ist auch solchen Menschen zu empfehlen, die sich vor sich selbst ekeln und sich durch ihren eigenen Anblick im Spiegel abgestoßen fühlen. Das Mittel ist auch bei Personen angezeigt, die sich vor Nahrungsmitteln oder dem Essen selbst ekeln oder vor den Körperfunktionen, der Sexualität oder Krankheiten.

Zu helfen vermag das Blütenmittel auch all denen, deren Kopf so sehr mit Belanglosigkeiten angefüllt ist, daß ihnen darüber das Wesentliche zu entgehen droht. Nora Weeks erwähnt in diesem Zusammenhang die tapfere Frau, die sich wesentlich mehr um die Psoriasis an ihren Ellbogen sorgte als um die inoperable Krebskrankheit, an der sie litt. *Crab Apple* hilft solchen Menschen, die Dinge wieder in der richtigen Perspektive wahrzunehmen. Dr. Bach hat von diesem Blütenmittel gesagt, es sei »das Heilmittel, das uns hilft, all das loszuwerden, was wir aus unserem Körper oder Geist entfernen möchten.«

Elm (Ulme)

Diese Blütenessenz eignet sich besonders für Menschen, die mitunter den Eindruck haben, ihren beruflichen und familiären Verpflichtungen nicht mehr gewachsen zu sein, und die sich deshalb als Versager empfinden und glauben, am Ende ihrer Kräfte zu sein. Meistens handelt es sich in solchen Fällen um durchaus fähige Leute, nicht selten sogar in Führungspositionen, aber sie tragen so schwer an der Last ihrer Verantwortung – worin auch immer diese bestehen mag –, daß sie sich schlicht überfordert fühlen. Manche von ihnen geraten in diesem Zustand sogar in Panik und bilden sich ein, den Herausforderungen nicht mehr gewachsen und am Ende ihrer Kräfte zu sein. Dieses Gefühl ist besonders dann belastend, wenn der Betreffende eine Führungsposition bekleidet und alles auf seine Leistungsfähigkeit und Kompetenz ankommt oder wenn andere sich blind auf ihn oder sie verlassen. *Elm* wirkt in solchen Fällen entspannend und beruhigend und gestattet es, das Problem objektiv zu betrachten und rational und methodisch zu durchdenken. Auf diese Weise trägt diese Bach-Blüte dazu bei, das zeitweilig verlorengegangene Selbstvertrauen wiederherzustellen.

Gentian (Herbstenzian)

Dieses Blütenmittel ist hilfreich bei Niedergeschlagenheit und Entmutigung, wie sie etwa nach einer Enttäuschung, einer mißlungenen Prüfung oder einem erfolglosen Bewerbungsgespräch, bei Verlust des Arbeitsplatzes oder bei sonstigen Geschehnissen und Rückschlägen auftreten, die Depressionen auslösen. *Gentian* ist auch hilfreich für Menschen, die nach einem anfänglichen Mißerfolg an ihren Fähigkeiten zweifeln und den Glauben an sich selbst zu verlieren drohen. Diese Blütenessenz hebt die Stimmung und verleiht den Mut, den man braucht, um durchzuhalten oder einen neuen Versuch zu starten. Sie vertreibt negative Gedanken und begünstigt eine positive Einstellung, so daß der Betreffende – statt in einem Meer von Selbstzweifeln und Mutlosigkeit zu versinken – die vor ihm liegenden Herausforderungen, worin sie auch bestehen mögen, wesentlich optimistischer in Angriff nimmt. Das *Gentian*-Motto lautet: »Ich werde es schaffen.«

Gorse (Stechginster)

Wenn die für den *Gentian*-Zustand typische Mutlosigkeit »im Keime erstickt« und angemessen behandelt wird, dann läßt sich die Hoffnungslosigkeit des *Gorse*-Zustands meistens vermeiden. Aber manchmal vollzieht sich der Übergang von einem zum anderen Zustand so rasch, daß unversehens *Gorse* angezeigt ist. Die anfängliche Mutlosigkeit schlägt dann schnell in Verzweiflung um, und der oder die Betroffene fühlt sich plötzlich so verloren, daß schiere Hoffnungslosigkeit sich breitmacht. In einer solchen Stimmung scheint es völlig sinnlos, nach einem fehlgeschlagenen Unternehmen einen neuen Versuch zu wagen, und so unternimmt die *Gorse*-Persönlichkeit gleich gar keine weiteren Anstrengungen. Wenn ein solcher Mensch krank ist, erwartet er gar nicht erst, daß er jemals wieder gesunden könnte, er gibt jede Hoffnung auf, es könnte noch einmal bergauf gehen. Rafft er sich dann doch auf, fachkundige Hilfe zu suchen, so stecken häufig die Überredungskünste eines Freundes dahinter, aber im allgemeinen sind diese Menschen so pessimistisch, daß sie an einen Erfolg der Behandlung nicht glauben. Ein *Gorse*-Charakter könnte in einer solchen Situation etwa sagen: »Gut, ich versuch's, wenn du es willst. Aber ich glaube nicht, daß das viel hilft. Es gibt für mein Problem sowieso keine Abhilfe, deshalb ist es ohnehin egal.« Geben die Betroffenen dem Blütenmittel dann jedoch eine wirkliche Chance, so kehrt die Hoffnung allmählich zurück und die düstere Stimmung hellt sich auf. So begreifen sie dann allmählich, daß ihre Aussichten und Möglichkeiten bei weitem nicht so miserabel sind, wie sie das ursprünglich einmal angenommen hatten.

Heather (Heidekraut)

Heather-Menschen sind Plaudertaschen. Bach bezeichnete sie scherzhaft auch als »Kletten«, denn sie rücken einem körperlich nahe und haben eine sehr intensive Art, mit anderen Leuten zu sprechen. Sie lieben es auch, andere zu berühren, zu stupsen, am Arm festzuhalten. Sie sprechen gerne über sich selbst, ihre Familie, ihre Freunde und sollten sie einmal krank sein, dann reden sie über nichts als ihre Beschwerden. Ihre Gesprächspartner müssen sich alle Mühe geben, auch einmal etwas zur Konversation beizutragen, und selbst wenn dies gelingt, so dienen entsprechende Ausführungen lediglich dazu, dem *Heather*-Menschen das Stichwort für die nächste Geschichte über die eigene Person zu liefern. Menschen dieses Charakters mögen gar nicht allein sein, und kommt es doch einmal dazu, dann sind sie unglücklich und innerlich leer, denn sie leben von der Vitalität der anderen, zapfen deren Energiereserven regelrecht an und lassen die »Opfer« dann erschöpft zurück. Aus diesem Grund werden sie nicht selten von anderen Menschen gemieden und leiden infolgedessen unter Einsamkeit. Nora Weeks hat über einen derartigen Mann berichtet, der im Dorf lebte: »Wenn er einen auf der Straße sah, stieg er gleich vom Fahrrad, lehnte es an eine Hecke und verwickelte einen in ein ausgedehntes Geplauder. Er erzählte einem von seinem Katarrh, seinen Krampfadern, seinen Verdauungsbeschwerden, und wollte man sich davonstehlen, hielt er einen am Arm fest und sagte: ›Aber eines muß ich Ihnen noch unbedingt erzählen...‹ Schließlich kam er wegen eines Ausschlags an den Händen zu uns. Wir gaben ihm natürlich *Heather*, und er fing dann allmählich an, sich auch für andere Menschen zu interessieren und ihnen zuzuhören, anstatt nur pausenlos über sich selbst zu reden. Die Leute fanden ihn nun viel sympathischer, und sein Hautausschlag verschwand allmählich.«

Heather ist auch immer dann zu empfehlen, wenn ein Mensch völlig in sich versunken ist oder sich ausschließlich für die eigenen Sorgen und Beschwerden interessiert und in seinem Kopf für keinen anderen Gedanken mehr Platz ist. Diese Bach-Blüte hilft dem Betreffenden dann dabei, sich von seiner Selbstfixiertheit zu lösen und auch die anderen wichtigen Dinge des Lebens, die um ihn herum vor sich gehen, zur Kenntnis zu nehmen.

Holly (Stechpalme)

Diese Blütenessenz vermag Eifersucht, Neid, Haß, Rachsucht und krankhaftes Mißtrauen zu heilen. Diese Emotionen sind stark und verzehrend und können sogar zu unangenehmen Gefühlsausbrüchen führen. Vergleichbare Empfindungen, etwa das Schmollen, lassen sich am besten mit *Willow* behandeln, während *Holly* in erster Linie bei explosiven Gefühlszuständen angezeigt ist. Je nach der Persönlichkeit des Betroffenen, können diese Gefühle entweder verborgen oder auch offenbart werden. Manche Leute behalten ihre Gefühle für sich selbst, andere lassen ihren Emotionen freien Lauf. In den zuletzt genannten Fällen kann *Cherry Plum* hilfreich sein, falls die Selbstkontrolle des Betreffenden unterentwickelt ist und Grund zu der Befürchtung besteht, es könne zu Gewaltausbrüchen kommen. Mit dem *Holly*-Zustand geht nicht selten eine gewaltige Wut einher, aber das Wort »Wut« kann die verschiedensten Gefühlszustände beschreiben, wie zum Beispiel Frustration *(Vervain)*, Aggressivität *(Vine)*, Intoleranz *(Beech)*, Ungeduld *(Impatiens)*.

Man muß also die Ursachen und Gründe der Wut in Betracht ziehen, bevor man entscheidet, ob *Holly* tatsächlich das wirksamste Blütenmittel ist.

Honeysuckle (Geißblatt)

Menschen, bei denen dieser Gemütszustand vorherrschend ist, verpassen eine Menge im Leben, weil sie geradezu zwanghaft an bereits vergangenen Erlebnissen hängen, seien diese positiv oder negativ. Sie sind unentwegt mit Erinnerungen an früher beschäftigt, mit Kindheitserfahrungen, mit vergangenen Fehlern oder verpaßten Gelegenheiten, oder sie verbringen ihre Tage damit, voll Sehnsucht an »die guten alten Zeiten« zu denken und zu wünschen, die Verhältnisse könnten wieder so sein wie früher – oder aber sie sind traurig darüber, daß alles so gekommen ist, wie es nun einmal gekommen ist. »Wäre doch nur...« kann man immer wieder von solchen Menschen hören. Dieser Gemütszustand kann leicht in völliges Desinteresse an den Gegebenheiten und Forderungen der Gegenwart umschlagen. Weiter vorne ist bereits die Rede von den geistigen Fluchttendenzen der *Clematis*-Persönlichkeit gewesen, die unentwegt an die Zukunft denkt – der *Honeysuckle*-Charakter richtet den Blick statt dessen in die Vergangenheit.

Diese Bach-Blüte ist auch hilfreich, wenn jemand einen geliebten Menschen verloren hat (in diesem Fall sollte gegen den Schock, den Schmerz und Kummer zusätzlich *Star of Bethlehem* gegeben werden) und ganz von diesem Verlust erfüllt ist. *Honeysuckle* hilft den Betroffenen in dieser schwierigen Situation, der glücklichen Erfahrungen der Vergangenheit innezuwerden und sich dieser Erinnerungen zu erfreuen, ohne deshalb die Bedeutung der eigenen gegenwärtigen Existenz aus den Augen zu verlieren. Schließlich muß das Leben weitergehen!

Aber natürlich gibt es auch unangenehme, irritierende Erinnerungen, die unglückliche oder traumatische Erlebnisse vor das innere Auge treten lassen. Dies kann beispielsweise zu Schlafstörungen führen oder sogar Alpträume verursachen (vgl. auch *Rock Rose* bei Schreckzuständen).

Honeysuckle hilft dabei, den Geist auf die Gegenwart zu richten und die Vergangenheit mit dem nötigen Abstand zu betrachten. Unter dem Einfluß dieses Mittels ist es leichter, angenehme und liebevolle Erinnerungen bewußt zuzulassen, ohne deshalb gleich zum Sklaven solcher rückwärtsgewandten Gedanken zu werden.

Hornbeam (Hainbuche)

Diese Bach-Blüte gibt all jenen neue emotionale Kraft, die Angst haben, den Forderungen des Tages nicht gewachsen zu sein, und sich für ihre Aufgaben und Pflichten nicht begeistern können. Die in solchen Fällen zu beobachtende Mattigkeit ist jedoch nicht durch Erschöpfung oder arbeitsbedingte Müdigkeit verursacht (dann wäre nämlich *Olive* das geeignete Blütenmittel), es handelt sich vielmehr um eine Art geistigen Energietiefstand, der sich bereits angesichts des bloßen Gedankens an künftige Pflichten und Aufgaben einstellt. Allein dieser Gedanke löst schon ein Gefühl der Lethargie oder ein gewisses Zaudern aus, so daß selbst Arbeiten, die früher Freude bereitet haben, als Plage empfunden werden. Man könnte die Empfindung vielleicht auch mit dem nur zu gut bekannten »Montag-Morgen-Gefühl« vergleichen. Hat die Arbeit jedoch erst einmal begonnen und ist die Alltagsroutine wieder eingekehrt, dann verschwindet meist auch dieses Gefühl.

Impatiens (Drüsentragendes Springkraut)

Wie der Name schon sagt, ist die Einnahme dieses Blütenmittels bei Ungeduld (lat. *impatientia*) und Reizbarkeit hilfreich. Menschen dieses Temperaments sind im Denken und Handeln äußerst flink. Sie sind stets in Eile und können nicht warten. Nicht selten behandeln sie Leute, die für alles etwas länger brauchen, schroff und abweisend und neigen bisweilen sogar dazu, für andere einen Satz zu beenden oder sich in deren Arbeit einzumischen. *Impatiens*-Charaktere sind ruhelos, gereizt und sprunghaft. Sie bewegen sich ebenso schnell, wie sie sprechen, und häufig verraten sie sich bereits durch ihre Körpersprache – wenn sie beispielsweise herumzappeln, ständig auf die Uhr sehen oder in größter Eile zur Tür stürzen. Das Blütenmittel hilft solchen Menschen, ihr inneres Gleichgewicht wiederzugewinnen und von der ewigen Hetze abzulassen. Vielleicht lernen sie auf diese Weise sogar, sich Zeit zu nehmen und die Freuden eines Lebens im Normaltempo zu genießen.

Impatiens ist immer dann zu empfehlen, wenn ein Mensch ständig ungeduldig, ruhelos und reizbar wirkt. Obwohl es – wie oben beschrieben – den klassischen *Impatiens*-Typus gibt, profitieren auch Menschen von dieser Bach-Blüte, die sich aus irgendwelchen Gründen gerade in dem vorstehend charakterisierten Zustand befinden. *Impatiens* ist auch Bestandteil von *Rescue* und lindert insbesondere das mit traumatischen Erfahrungen meistens einhergehende Aufgewühltsein.

Larch (Lärche)

Die roten Blüten der weitausladenden Äste der Lärche helfen insbesondere solchen Menschen, denen es an Selbstvertrauen fehlt. Wer über durchaus ansehnliche Fähigkeiten und Kenntnisse verfügt, sich aus mangelndem Selbstvertrauen jedoch im Hintergrund hält und anderen bereitwillig den Vortritt läßt, für den ist *Larch* genau die richtige Bach-Blüte. Denn solche Menschen verpassen – einfach weil sie nicht an sich selbst glauben – oft genug die besten Gelegenheiten, die das Leben ihnen bietet. Kommt eine solche Chance daher, dann kann man von ihnen hören: »Wahrscheinlich übersteigt das doch meine Fähigkeiten.« Denn sie zweifeln an ihrer Begabung und Tüchtigkeit und haben Angst vor Mißerfolgen. In diesem Punkt unterscheiden sie sich von der *Cerato*-Persönlichkeit, die sich zwar durchaus die Erledigung schwieriger Aufgaben zutraut, jedoch ihr Urteilsvermögen so sehr in Frage stellt, daß sie die Verwirklichung bestimmter Pläne immer wieder aufschiebt und sie nicht selten im Sande verlaufen läßt.

Edward Bach hat einmal gesagt: »Stürzen wir uns kopfüber in das Leben. Wir sind hier, um Erfahrungen zu machen und unser Wissen zu vervollkommnen, und solange wir die Wirklichkeit nicht kennen und nicht unser Bestes geben, werden wir auch nur wenig dazulernen.« *Larch* gibt all jenen Kraft, denen es an Selbstvertrauen fehlt, ein wenig kühner aufzutreten und ebenfalls den Sprung ins Leben zu wagen.

Mimulus (Gefleckte Gauklerblume)

Diese Blütenessenz eignet sich zur Behandlung der Angst vor konkreten Dingen – Angst vor Krankheit, Armut, Einsamkeit, Reisen, dem Tod oder Unfällen, kurz der Angst vor dem Alltagsleben. Diese Bach-Blüte vermag charakterlich ganz unterschiedlichen Menschen zu helfen, wenn sie von Angst heimgesucht werden, sie ist aber auch die pflanzliche Entsprechung eines konkreten Persönlichkeitstypus. *Mimulus*-Menschen haben häufig Angst vor Menschen; sie sind scheu, nervös und halten sich stets im Hintergrund. Sie fühlen sich in Gegenwart ihnen unbekannter Menschen unwohl und werden dann leicht rot oder geraten ins Stottern. Sie mögen deshalb keine gesellschaftlichen Ereignisse, weil sie sich zu isoliert fühlen, sich unter die Leute zu mischen; durch die Ausgelassenheit anderer Menschen fühlen sie sich eingeschüchtert. *Mimulus* gibt diesen eher furchtsamen und scheuen Typen den Mut, sich mit ihren Ängsten auseinanderzusetzen. Tun sie dies aber, so nehmen ihre Ängste ab, genau wie ein dunkler Raum nicht mehr bedrohlich wirkt, sobald das Licht einmal eingeschaltet worden ist.

Mustard (Wilder Senf)

Diese Bach-Blüte empfiehlt sich besonders zur Behandlung jener Form der Niedergeschlagenheit, die sich auf das »Opfer« wie eine schwarze dunkle Wolke niedersenkt und das Sonnenlicht und alle Lebensfreude verdunkelt. In einem weiteren Schritt geht dieser Zustand dann in eine als reines Elend empfundene Melancholie über, wobei das Herz sich anfühlt wie ein Bleigewicht. Menschen, die unter solchen Zuständen zu leiden haben, sind sehr unglücklich – fragt man sie jedoch, weshalb sie sich so fühlen, können sie keinen rechten Grund angeben. Häufig erklären sie sogar, daß sie alles haben, was sie brauchen – eine ihnen zugetane Familie, eine komfortable Wohnung, reichlich Ferien, keinerlei Geldsorgen, und doch fühlen sie sich bedrückt und können nicht verstehen, warum das so ist. Aber diese Form der Depressivität hat keine bestimmte Ursache. Die Stimmung kommt ohne einen konkreten Anlaß über den Betreffenden und kann tage-, wochen- oder sogar monatelang dessen Leben überschatten, bis sie schließlich ebenso plötzlich verschwindet, wie sie gekommen ist, um in bestimmten Abständen aus heiterem Himmel zurückzukehren. Diese Blütenessenz hilft die dunkle Wolke zu vertreiben, die das Leben solcher Menschen überschattet, und bringt aufs neue Freude und Licht in ihr Dasein.

Oak (Eiche)

Die Oak-Persönlichkeit weist kaum negative Züge auf – Menschen dieses Schlages sind Kämpfernaturen, weder geben sie jemals die Hoffnung auf, noch lassen sie sich durch die Widrigkeiten des Lebens einschüchtern. Sie sind charakterlich solide und zuverlässig, genau wie die Eiche selbst, und andere Menschen suchen häufig ihren Rat und ihren Zuspruch. Auch wenn sie krank oder erholungsbedürftig sind, machen diese Typen unbeirrt weiter und mißachten die Ruhebedürftigkeit ihres Körpers. Denn alles, was sie in ihrer Aktivität einschränkt, betrachten sie schlicht als Hindernis. Oak-Menschen krempeln ohne viel Federlesens die Ärmel auf und stürzen sich hinein in die Arbeit. Aber mitunter übertreiben es diese Menschen mit der Arbeitswut auch ein bißchen, und weil sie ihre Müdigkeit und etwaige Schmerzen konsequent ignorieren, stellen sie dann am Ende manchmal fest, daß sie einfach keine Kraft mehr haben. Ist dieser Zustand eingetreten, dann fühlen sie sich unglücklich und ärgern sich über sich selbst, und genau zu diesem Zeitpunkt brauchen sie dann Oak, um wieder auf die Beine zu kommen und neue Kraft anzusammeln.

Olive

Diese Bach-Blüte gelangt bei Erschöpfungszuständen zur Anwendung, in Situationen also, in denen die Betroffenen so völlig bar aller Energie sind, daß sie das Gefühl haben, sie seien zu müde, um überhaupt noch weiterzumachen. Die *Olive* zugeordnete Mattigkeit unterscheidet sich von der *Hornbeam*-Erschöpftheit, weil die Müdigkeit des *Olive*-Charakters auf Überarbeitung und Überanstrengung zurückzuführen ist. Die *Hornbeam*-Persönlichkeit kann sich nicht einmal dazu aufraffen, eine bestimmte Arbeit überhaupt in Angriff zu nehmen. Hat er jedoch erst einmal all seine Kraft erschöpft, so fällt auch dem *Olive*-Charakter die Lebensbewältigung schwer, und zuletzt erscheint ihm das ganze Dasein freudlos und leer. Ist dieses Stadium einmal erreicht, dann kann *Olive* für eine Neubelebung und für frische Energiezufuhr sorgen. Das Blütenmittel ist auch hilfreich für Examenskandidaten und für geistig Arbeitende, die sich mit komplizierten Problemen beschäftigen, aber auch für Menschen, die körperlich schlicht erschöpft sind. *Olive* wird auch Rekonvaleszenten empfohlen, die sich nach überstandener Krankheit noch schwach und müde fühlen.

Pine (Schottische Kiefer)

Diese Bach-Blüte ist besonders bei Schuldgefühlen angeraten. Solche Schuldgefühle, die der betreffende Mensch vielleicht schon seit Jahren mit sich herumschleppt, können in ferner oder auch in näherer Vergangenheit entstanden sein. Menschen, denen dieses Blütenmittel guttut, machen sich selbst häufig sogar noch für die Fehler anderer verantwortlich und fühlen sich ständig gedrängt, sich für alles zu entschuldigen. Sie leiden unentwegt unter Gewissensbissen und machen sich selbst auch dann noch Vorwürfe, wenn sie sich nicht das geringste haben zuschulden kommen lassen.

Red Chestnut (Rote Kastanie)

Dieses Blütenmittel sollten all jene einnehmen, die eine übertriebene Angst davor haben, ihren Lieben könne etwas Schlimmes passieren. Es ist ganz natürlich, daß man besorgt ist, wenn die Kinder erstmals von zu Hause fort sind oder wenn der Ehepartner sich auf eine lange Reise begibt. Die Menschen jedoch, von denen hier die Rede ist, leiden unter übermäßiger Angst und leben in einer völlig übertriebenen Furcht, daß etwas Furchtbares passieren könnte oder daß ihre Kinder sich – weil sie nicht warm genug angezogen sind – eine Lungenentzündung zuziehen oder ihr Partner in einen Unfall verwickelt werden könnte. Zur Ruhe kommen sie erst, wenn ihre Lieben wohlbehalten und sicher wieder am heimischen Herd sitzen. Der *Red Chestnut*-Typ sorgt sich nicht um sich selbst – sein einziges Interesse gilt der Gesundheit und Sicherheit der Familie. Anders als die *Chicory*-Persönlichkeit ist der *Red Chestnut*-Typ weder egoistisch noch besitzergreifend. Aufgrund ihrer Ängstlichkeit und Besorgtheit neigen derartige Menschen jedoch – ebenso wie der *Chicory*-Typ – dazu, sich in alles einzumischen und die übrigen Familienmitglieder mit Besorgnis so sehr zu überhäufen, daß sie eine vergleichbare Furchtsamkeit auch in ihren Kindern erwecken und deren natürliches Selbstvertrauen erschüttern. Wer unter den beschriebenen Symptomen leidet, dem kann diese Bach-Blüte dabei helfen, sich mit den eigenen Ängsten kritisch auseinanderzusetzen. Auf diese Weise kann der oder die Betroffene lernen, daß man die eigene Familie durchaus lieben kann, ohne deshalb in irrationale Ängste zu verfallen oder den Blick für die Wirklichkeit zu verlieren.

Rock Rose (Gelbes Sonnenröschen)

Diese Blütenessenz bringt Hilfe bei extremer Angst, bei Entsetzen und Panik. Auch wenn solche Gefühle sich nicht in jedem Fall rational begründen lassen, sind sie dennoch sehr real. Menschen, die sich in dem beschriebenen Zustand befinden, sind tatsächlich zutiefst verängstigt und zittern bisweilen aus purer Panik am ganzen Leib. Diese furchtbare Angst kann beispielsweise nach einem schrecklichen Unfall auftreten, wenn der Betreffende sich hinterher plötzlich – nach einer schweren Operation – im Krankenhaus wiederfindet. Jeder Gedanke an eine Reise reicht danach häufig schon aus, um einen derart Traumatisierten in Angst und Schrecken zu versetzen. In diesem und vergleichbaren Fällen vermag *Rock Rose* wirksam Hilfe zu bringen – ebenso bei Alpträumen, unter denen Erwachsene oder Kinder leiden. Man darf *Rock Rose* jedoch nicht mit *Mimulus* verwechseln, das zur Behandlung der Angst vor konkreten Situationen eingesetzt wird. Wenn Furcht in Panik oder nackten Schrecken umschlägt, dann ist *Rock Rose* von den beiden Blütenmitteln stets das geeignetere.

Rock Water (Quell- oder Heilwasser)

Die Menschen, zu deren Typ diese Essenz paßt, sind streng zu sich selbst und unterwerfen sich freiwillig starren Verhaltensnormen. Nicht selten sind sie sehr religiös oder haben bestimmte Ideale, von denen sie sich unbeirrbar leiten lassen. Sie versuchen, konsequent gemäß diesen Idealen oder entsprechend ihrer jeweiligen Überzeugung zu leben, und bestrafen sich selbst, sollten sie einmal von dem eingeschlagenen Weg abweichen. Sie erwarten von sich selbst in allen Bereichen Vollkommenheit und können halbherzige, faule oder unkonventionelle Menschen nicht ausstehen. Sie kritisieren allerdings die Schwächen anderer Menschen nicht offen, sondern spielen den Märtyrer. Ihre Mißbilligung bringen sie zum Ausdruck, indem sie den anderen vorleben, wie diese eigentlich sein sollten. Sie sind selbstgerecht und im allgemeinen äußerst stolz auf ihre eigene konsequente Lebensführung. *Rock Water* brauchen sie, wenn – wie es häufig der Fall ist – ihre hohen Ansprüche an sich selbst so starr und unerbittlich werden, daß sie sich selbst sogar noch die kleinsten Annehmlichkeiten versagen. Auf diese Weise kommt es dann zu einer völligen Verspannung, zu Selbstvorwürfen und Niedergeschlagenheit. *Rock Water* hilft solchen Menschen, sich selbst gegenüber großzügiger und weniger streng zu sein.

Scleranthus (Einjähriger Knäuel)

Diese kleine Pflanze bringt all denen Linderung, die infolge innerer Unentschiedenheit seelisch zu leiden haben. Menschen dieser Persönlichkeitsstruktur haben Schwierigkeiten, sich zwischen zwei Alternativen zu entscheiden, und vor diesem Problem stehen sie im Alltag ebenso wie in schwierigen Entscheidungssituationen. Wann immer sie eine Wahl zu treffen haben, stehen sie vor einem schier unlösbaren Problem. Wenn sie einkaufen gehen, kann es beispielsweise geschehen, daß ihnen zwei Hemden gefallen und sie lange das eine und dann das andere begutachten und sich darüber schlüssig zu werden versuchen, welches von beiden ihnen denn nun eigentlich am besten gefällt. Selbst wenn sie sich dann schließlich zu einer Entscheidung durchringen, bleiben Zweifel zurück. Vielleicht zögern sie noch einmal an der Kasse, drehen sich um und legen das Hemd wieder in das Regal zurück, um dann fünf Minuten später wiederzukommen und sich schließlich doch noch zum Kauf zu entschließen. Dieses innere Hin- und Hergerissensein stellt für die betreffenden Menschen eine schwere Belastung dar. Anders als die *Cerato*-Persönlichkeit sprechen sie jedoch normalerweise nicht mit anderen Leuten über ihre Schwierigkeiten. Sie kämpfen ganz allein einen ermüdenden Kampf mit ihrer inneren Unschlüssigkeit und haben unter diesem Zustand viel zu leiden. *Scleranthus* hilft den Betreffenden, ihre Gedanken in eine klare Ordnung zu bringen, so daß sie die bestehenden Optionen deutlicher unterscheiden können und sich selbst besser kennenlernen.

Diese Bach-Blüte ist ebenfalls zur Behandlung von Stimmungsumschwüngen geeignet. Auch Menschen, die beständig zwischen Freude und Schmerz, Sanftmut und Zorn und ähnlichen Zuständen hin- und herpendeln, sollten diese Unbeständigkeit mit *Scleranthus* behandeln. Diese Blütenessenz ist bei allen Arten chronischer Stimmungsumschwünge hilfreich. Auch bei Reisekrankheiten, die ja mit der Instabilität des jeweiligen Verkehrsmittels zusammenhängen, kann *Scleranthus* helfen.

Star of Bethlehem (Doldiger Milchstern)

Dies ist Dr. Bachs Blütenessenz gegen Schockzustände, die bei allen traumatischen Erfahrungen Anwendung findet, zum Beispiel nach Unfällen, beim Eintreffen schlechter Nachrichten oder wenn jemandem ein schmerzlicher Anblick zugemutet wird. Nach dem Verlust eines geliebten Menschen hilft es dem Hinterbliebenen, mit seinem Kummer fertig zu werden, und lindert Schmerzen und Sorgen. Manche Menschen können den mit dem Verlust eines geliebten Menschen verbundenen Schock nicht zum Ausdruck bringen. Vielleicht sehnt der- oder diejenige sich sogar danach, sich durch Weinen Erleichterung zu verschaffen – aber die Tränen wollen nicht fließen. *Star of Bethlehem* hilft auch, solche Blockaden aufzulösen und heilsame Trauer wirklich zuzulassen.

Manchmal tritt die Wirkung von Schockerlebnissen aber auch erst verspätet ein, gelegentlich sogar erst Jahre nach dem eigentlichen Anlaß. Alle Beschwerden, die – wenn auch mitunter erst auf den zweiten Blick – auf unterdrückte Schockerlebnisse zurückzuführen sind, sollten unter anderem mit *Star of Bethlehem* behandelt werden. Wenn ein Schock möglichst bald nach seinem Auftreten behandelt wird, läßt sich die Wirkung des entsprechenden Traumas natürlich abmildern, und aus diesem Grund ist *Star of Bethlehem* eines der fünf Blütenkonzentrate, die in Dr. Bachs Notfall-Tropfen (vgl. S. 43) enthalten sind.

Sweet Chestnut (Edelkastanie)

Diese Bach-Blüte verschafft Linderung in Augenblicken völlig hoffnungslos erscheinender Verzweiflung. Menschen, die sich in diesem Zustand befinden, haben den Eindruck, das Leben sei ohne jeden Sinn; sie sind so traurig, daß sie bisweilen wirklich organisch krank werden und sich absolut verlassen und elend fühlen. Ihr Befinden ist so erbärmlich, daß sie vielleicht sogar wünschen, sie wären tot, aber letztendlich ziehen sie auch die Möglichkeit des Selbstmords nicht ernsthaft in Betracht, weil sie sich nicht einmal im Tod eine Erlösung von ihren Qualen erhoffen. Sie sehen keinen

Ausweg aus der Dunkelheit, von der sie innerlich erfüllt sind, und das Leben bietet ihnen keinerlei Freuden. *Sweet Chestnut* trägt dazu bei, daß solche Menschen wieder Hoffnung schöpfen und den Glauben an das Leben zurückgewinnen. Dieses Blütenmittel hilft den Betroffenen, wieder einen Lichtstreifen am Horizont zu erkennen. Die Zuversicht kehrt zurück, das Ende der Qual ist in Sicht.

Vervain (Eisenkraut)

Der Persönlichkeitstyp, dem diese Bach-Blüte entspricht, ist von strengen ethischen Grundsätzen und Prinzipien geprägt. Wenn diese Menschen in eine Situation geraten, die ihren Idealen zuwiderläuft, fühlen sie sich gedrängt, ihren Standpunkt zu vertreten. Dabei versuchen sie andere zu bekehren und von ihren eigenen Ansichten zu überzeugen. Genau wie *Rock Water*-Typen sind sie Perfektionisten, dabei jedoch mehr um das Wohl und die Entwicklung anderer – häufig unterprivilegierter – Menschen besorgt als durch Eigeninteressen motiviert, wie es für die *Rock Water*-Persönlichkeit typisch wäre. *Vervain*-Menschen interessieren sich vor allem für Umweltfragen, Politik, Religion, die Ernährungssituation in der Dritten Welt, Wohnungs- und Armutsprobleme. Durch ihr Engagement tragen sie oft zur Entstehung von Bürgerinitiativen bei; sie setzen die politischen Repräsentanten mit Eingaben unter Druck, sind auf Versammlungen anzutreffen und so fort. All diese Aktivitäten dienen der Energieabfuhr, ist ihnen diese Ausdrucksmöglichkeit jedoch versperrt, so reagieren sie frustriert und mit Verspannungen. Menschen dieses Schlages sind meistens aktiv und stets auf dem Sprung. Häufig übernehmen sie mehrere Aufgaben gleichzeitig und sind im Geist ständig schon damit beschäftigt, was als nächstes zu tun ist. Sie lieben die Herausforderung und begeistern sich für ihre Ziele. Bisweilen setzen sie sich aber selbst derartig unter Druck, daß sie innerlich nicht mehr zur Ruhe kommen und ständig wie ein Flitzebogen unter Spannung stehen. *Vervain* hilft diesen Menschen, ihren eigenen Aktivismus kritisch zu betrachten, und gibt ihnen somit die Chance, sich zu entspannen und zur Ruhe zu kommen.

38

Vine (Weinrebe)

Dies ist die Bach-Blüte der selbstsicheren, dominierenden Persönlichkeit, des Anführers und Herrschers. Diese Menschen sind davon überzeugt, daß sie sich selbst ganz genau kennen, treffen ohne zu zögern für sich selbst und andere Entscheidungen und fühlen sich jeder Verantwortung gewachsen. Sie sind ehrgeizig und voller Entschlußkraft und gehen die Probleme des Lebens voll Selbstvertrauen frontal an. Im Team übernehmen sie sofort die Führungsrolle und zeigen den andern mit über jeden Zweifel erhabener Direktheit den Weg. Statt »Wollen Sie es nicht so versuchen?« oder »Wollen wir es so machen?« erklären sie rundheraus: »Sie machen es so.« Genau wie der *Vervain*-Charakter hat auch die *Vine*-Persönlichkeit ihre unumstößlichen Meinungen, aber während der *Vervain*-Charakter andere im Gespräch von der Richtigkeit seiner Ansichten zu überzeugen versucht, läßt sich *Vine* auf solche Diskussionen gar nicht erst ein. Er oder sie trägt den Standpunkt vor, und damit hat sich's. Im Extremfall sind solche Charaktere außerordentlich fordernd und mächtig, so daß Menschen in untergeordneten Positionen leicht emotional Schaden nehmen, falls sie nicht genügend Charakterstärke aufbringen, sich gegenüber dem nicht selten tyrannischen *Vine* zu behaupten. Die sanfte und stets kooperative *Centaury*-Persönlichkeit ist häufig das Opfer dieser Herrschernatur.

Vine-Kinder sind fordernd und aggressiv; in einer Gruppe drängen sie die übrigen Mitglieder meist sofort in den Hintergrund. Im Extremfall gehen sie rücksichtslos über die Bedürfnisse schwächerer und sensiblerer Naturen hinweg.

Vine nimmt solchen Menschen nichts von ihrer Selbstsicherheit und Führungskraft – zwei in der Tat durchaus positive Eigenschaften. Nur wenn die extreme Seite dieser Charakterstruktur die Oberhand gewinnt, dann stimmt diese Bach-Blüte den Betreffenden milder und umgänglicher und weckt in ihm ein gewisses Verständnis für die Standpunkte anderer und für die Zwänge, denen jene unterliegen, die schwächer sind als er selbst.

Walnut (Walnuß)

Walnut ist die Bach-Blüte der Veränderung. Sie hilft all jenen, denen es schwerfällt, sich in einer neuen Umgebung, einer neuen beruflichen Position, einem anderen Land oder an einem neuen Wohnort heimisch zu fühlen. Diese Blütenessenz erleichtert die Abnabelung von der Vergangenheit und ermöglicht so einen – von Erinnerungen und alten Banden – unbelasteten Neubeginn. Auch hilft sie, tiefgreifende Veränderungen – sei es eine Eheschließung, eine Scheidung oder einen Umzug – besser zu bewältigen. Außerdem verleiht Walnut die Kraft, die in bestimmten Lebensstadien unvermeidlichen Umstellungen schadlos zu überstehen, sei es das Zahnen, die Pubertät oder im späteren Alter die Wechseljahre. Schließlich hilft es, die mit der Geburt eines Kindes verbundenen körperlichen und seelischen Umstellungen zu akzeptieren oder die während des Menstruationszyklus auftretenden Schwankungen abzufedern.

Das Blütenmittel liefert aber auch die Energie, die wir brauchen, um beispielsweise an dem Lebensweg, für den wir uns entschieden haben, festzuhalten. Es unterstützt unsere Fähigkeit, uns vor irreführenden Ideen und schädlichen Einflüssen anderer Menschen zu schützen – ebenso vor störenden Einflüssen aus unserer Umgebung, die unseren inneren Frieden stören, unser Denken infizieren und uns unsere eigentliche Bestimmung aus den Augen verlieren lassen. Menschen, die Walnut brauchen, sind häufig besonders sensibel und lassen sich deshalb leicht durch negative Einflüsse irritieren. Diese Bach-Blüte kann dabei helfen, den eigenen Weg in schwierigen Lebenssituationen nicht aus den Augen zu verlieren.

Water Violet (Sumpfwasserfeder)

Genau wie der Oak- und der Vine-Charakter ist auch die Water Violet-Persönlichkeit sehr selbstbewußt. Menschen, die zu diesem Typ gehören, stehen, wie die Pflanze selbst, stolz und aufrecht da. Sie ziehen die Stille der lauten Betriebsamkeit vor und sind deswegen meist ein wenig zurückhaltend. Sie bewegen sich leise, sind weder unbeholfen noch unstet, sondern voll innerer Würde und selbstbewußt. Sie sind keine Gesellschaftsmenschen und fühlen sich mit sich selbst oder ein paar sorgfältig ausgewählten Freunden wohler als auf großen Partys und bei ähnlichen Anlässen. Sie sind sich ihrer Überlegenheit durchaus bewußt und fühlen sich mit sich selbst rundum wohl. Wenn man sie fragt, sind sie gerne bereit, einen Rat zu erteilen, aber sie mischen sich nicht von sich aus ein und würden auch nie mit anderen über ihre Gesundheit oder sonstige Belange sprechen. Etwaigen Kummer behalten sie deshalb für sich, und weil sie stets einen dünnen Schleier zwischen sich selbst und den anderen herunterlassen, können sie gemeinhin als distanziert gelten. Dieser dünne Schleier kann bisweilen zu einer dicken, schier undurchdringlichen Mauer werden. Der *Water Violet*-Mensch hat dann das Gefühl, daß die anderen Leute zuviel Ehrfurcht vor ihm haben oder ihn abweisend, hochnäsig oder herablassend finden, und fühlt sich dann nicht selten sehr einsam. Die Blütenessenz trägt dazu bei, diese Barriere abzubauen und ermöglicht den Betreffenden, einen freundlichen Umgang mit anderen Menschen zu pflegen, ohne ihre innere Ruhe einzubüßen, und stolz zu sein, ohne anmaßend zu erscheinen.

White Chestnut (Weiße Kastanie)

Diese Bach-Blüte ist angezeigt, wenn ein Mensch von Sorgen oder sich ständig wiederholenden ungewollten Gedanken heimgesucht wird. Bach hat dieses Blütenmittel als das »Schallplattenmittel« bezeichnet, weil jene Gedanken, inneren Dialoge oder Gespräche sich wie eine Langspielplatte hartnäckig im Kreise drehen und so schwer zu stoppen sind, daß sie den Betroffenen total erschöpfen und ihm die letzte Konzentration rauben. *White Chestnut* besänftigt diesen unkontrollierten Wirbel der Gedanken und stellt den inneren Frieden wieder her.

Wild Oat (Waldtrespe)

Dieses Blütenmittel ist ganz besonders für jene bestimmt, die das Gefühl haben, sie seien in ihrem Leben an einer Wegscheide angelangt, ohne zu wissen, welche Richtung sie einschlagen sollen. Solche Menschen suchen zwar nach einer erfüllenden Aufgabe, sind jedoch nicht sicher, wie sie ihre Energien kanalisieren sollen. Oftmals haben sie bereits verschiedene berufliche Laufbahnen hinter sich und etliche unterschiedliche Lebensformen ausprobiert, fühlen sich aber noch immer unzufrieden. Man könnte sie als »verlorene Seelen« bezeichnen, die ihre Nische im Leben noch nicht gefunden haben und unter diesem Zustand leiden. Diese Bach-Blüte hilft solchen Menschen, die Wegstrecke, die vor ihnen liegt, klarer zu überblicken und ihrer wahren Berufung zu folgen.

Von der *Scleranthus*-Persönlichkeit, der es schwerfällt, überhaupt eine Entscheidung zu treffen, und die selbst über Nebensächlichkeiten stundenlang reden kann, unterscheidet sich der *Wild Oat*-Typ. Denn diese Menschen sind zwar verunsichert, wenn sie in ihrem Leben an eine Wegscheide gelangen, ansonsten jedoch entschlußfreudig und durchaus zu klarem Denken fähig.

Wild Rose (Heckenrose)

Im Gegensatz zu den *Wild Oat*-Menschen hat die *Wild Rose*-Persönlichkeit keinerlei Ehrgeiz, das eigene Leben zum Besseren zu verändern, und läßt sich deshalb ziel- und motivationslos dahintreiben. Solche Charaktere reagieren häufig auf alles, was ihnen begegnet, mit Apathie und Resignation. Sie akzeptieren schweigend, was immer das Leben für sie bereithält. Erleiden sie ein Mißgeschick, dann sagen sie: »Na ja, so ist nun mal das Leben.« *Wild Rose*-Menschen sind »glücklich mit dem, was sie haben«; sie mögen keine Veränderungen und verpassen deshalb nicht selten die besten Gelegenheiten, weil sie jede Mühe scheuen. Sie sind passiv und werfen im Lebenskampf sehr schnell die Flinte ins Korn. Werden sie krank, so akzeptieren sie diesen Zustand, und selbst wenn das betreffende Leiden bleibende Schäden verursacht, so richten sie sich demütig darauf ein, daß man mit solchen Dingen »eben leben muß«. Den Gemütszustand dieser Menschen könnte man mit einigem Recht als »neutral« bezeichnen, da sie meistens weder glücklich noch unglücklich, begeistert oder niedergeschlagen sind und häufig lustlos und schlapp wirken. *Wild Rose* hilft solchen Menschen, ihre Lebenslust zu reaktivieren, so daß sie zwar weiterhin glücklich mit dem Strom des Lebens segeln, jedoch nicht lediglich passiv und in völliger Gleichgültigkeit, sondern mit wachem Interesse.

Willow (Gelbe Weide)

Diese Blütenessenz ist für all jene bestimmt, die zu übertriebener Innenschau neigen und sich immerfort mit ihrem eigenen Unglück beschäftigen. Diese Menschen sind häufig beleidigt, weil das Leben ihnen so übel mitgespielt hat, und fragen sich unentwegt, womit sie soviel Leid verdient haben. Sie gehen ganz in ihrem Selbstmitleid, ihrem Jammern, Klagen und Schmollen auf, und falls einmal etwas schiefläuft, dann fällt es ihnen schwer, die Geschehnisse von der positiven Seite zu sehen und zu vergessen und vergeben. Erleiden sie einmal einen Schicksalsschlag, so fressen sie ihr Unglück in sich hinein, hadern mit dem Leben und tun sich selbst leid. Sie fühlen sich ungerecht behandelt und machen andere für ihren unglücklichen Zustand verantwortlich. Auch fällt es ihnen schwer, gute Laune zu verbreiten, weil es doch »überhaupt keinen Grund gibt, fröhlich zu sein«. Sie sehen immer nur die Kehrseite von allem und vergessen völlig, daß jede Situation auch ihr Gutes hat. *Willow* hilft solchen Menschen dabei, ihr selbstquälerisches Verhalten aufzugeben und das Leben mit optimistischeren Augen anzusehen.

Rescue (Notfall-Tropfen)

Es gibt noch ein weiteres Blütenkonzentrat, das häufig benötigt wird. In ihm sind fünf der 38 Bach-Blüten enthalten, und es wird als *Rescue* bezeichnet. Wie der Name schon sagt, ist dieses Blütenmittel für Notfälle bestimmt und wird immer dann verabreicht, wenn es infolge gefährlicher Situationen zu Panik- und Schockreaktionen oder seelischer Benommenheit etc. kommt. Natürlich kann es fachkundige medizinische Hilfe nicht ersetzen, aber es lindert seelische Erschütterungen und sorgt so dafür, daß der körpereigene Heilprozeß ohne Verzögerung einsetzen kann. *Rescue* hilft aber auch in anderen belastenden Situationen, etwa bei Flugangst, vor Zahnarztbesuchen, Prüfungen oder wichtigen Gesprächen.

Rescue läßt sich sowohl oral anwenden wie gegebenenfalls auch äußerlich auf Insektenstiche, Verstauchungen und Prellungen auftragen; es ist in flüssiger und in Salbenform erhältlich.

Auch zur Behandlung kranker Tiere sind die Bach-Blütenkonzentrate geeignet, besonders *Rescue*, weil fast immer ein Schockoder Angstelement am Unwohlsein eines Tieres beteiligt ist. Selbst Pflanzen reagieren sehr positiv auf Bachs Notfall-Tropfen, und schon häufig ist beobachtet worden, daß der Zustand kranker Pflanzen sich bereits nach geringen Dosen *Rescue* deutlich verbessert hat.

Rescue besteht aus folgenden fünf Bach-Blüten:

Star of Bethlehem gegen Schock,

Rock Rose gegen Angst- und Panikzustände,

Impatiens gegen körperliche und seelische Spannungszustände, die den Leidenden nicht zur Ruhe kommen lassen, ihn quälen und seine Reizbarkeit erhöhen,

Cherry Plum bei Verlust der emotionalen Kontrolle, wenn der Leidende also beispielsweise zu schreien anfängt oder hysterisch reagiert,

Clematis gegen das Gefühl der Benommenheit und den Wirklichkeitsverlust, der häufig eine Ohnmacht ankündigt.

Die fünf Blütenmittel hat Dr. Bach eigens in dieser Kombination zusammengestellt, weil sie gemeinsam ein ideales Notfallmittel bilden. Erstmals verabreichte er *Rescue* Anfang der dreißiger Jahre, als er das Mittel einem Fischer gab, der soeben einen Schiffbruch überlebt hatte.

Der junge Mann war bewußtlos und blau im Gesicht. Während man den Ohnmächtigen den Strand hinauftrug, applizierte Dr. Bach die Essenz hinter den Ohren des Mannes und betupfte auch dessen Lippen und Handgelenke mit *Rescue*.

Schon bald kehrte das Bewußtsein des Fischers zurück, und er richtete – wie aus einem Traum erwachend – seinen Oberkörper auf und bat um eine Zigarette.

III
Wie finde ich die geeigneten Blütenessenzen?

Die Bach-Blütentherapie verstehen lernen

In der gesamten Bach-Blüten-Literatur kann man überall nachlesen, daß die von Edward Bach entwickelte Therapie persönlichkeitsorientiert sei und daß die Auswahl der Blütenmittel, was immer auch das Problem sei, sich am Temperament, dem vorherrschenden Gefühlszustand und dem »Wesen« des betroffenen Menschen auszurichten habe.

Dr. Bach war zutiefst davon überzeugt, daß organische Krankheiten auf seelische »Stoffwechselstörungen« zurückzuführen sind und daß es deshalb entscheidend darauf ankommt, die Psyche zu behandeln, um den erkrankten Organismus zu heilen. Tatsächlich wird diese Anschauung heutzutage in medizinischen Kreisen weitgehend geteilt. Verspannungen, Angst, Sorgen und ähnliche Zustände können die verschiedensten organischen Probleme verursachen. Wohl jeder von uns hat schon einmal bei Nervosität oder Aufregung das sprichwörtliche »Kribbeln« verspürt oder einen trockenen Mund oder schweißfeuchte, zitternde Hände gehabt oder in Angst- und Streßsituationen einen verstärkten Herzschlag in der Brust verspürt. Diese körperlichen Symptome sind durchaus nicht bloße Einbildung, sondern Realität, obwohl sie infolge emotionaler Störungen auftreten. Solche Reaktionen sind jedoch im allgemeinen nicht von langer Dauer und treten meistens vor bestimmten konkreten Situationen auf – etwa einer Prüfung, vor der Begegnung mit einem fremden Menschen, vor einer öffentlichen Rede, einem Krankenhausaufenthalt oder dem Zahnarztbesuch. Wenn schon solche Anlässe so tiefgreifende Auswirkungen auf unser körperliches Befinden haben können, um wieviel stärker wird diese Wirkung dann erst sein, wenn wir fortgesetzt emotionalem Streß ausgesetzt sind. Unser Körper erträgt nur ein gewisses Maß an Belastung, bevor er protestiert und schließlich zusammenbricht. Jeder von uns hat seinen »Schwachpunkt«, entsprechend »persönlich« sind auch unsere Beschwerden. Der eine reagiert auf Streß vielleicht mit Migräneanfällen, ein anderer mit Asthma, ein dritter mit Verdauungs- oder Hautproblemen, und obwohl der Betreffende sich seines besonderen Schwachpunktes vielleicht schon seit langem bewußt ist, lösen Angstzustände oder Sorgen dann plötzlich eine akute Attacke aus oder verursachen eine zeitweilige Verschlimmerung des betreffenden Leidens. Tatsächlich werden solche Symptome durch den körpereigenen Sicherheitsmechanismus ausgelöst und wollen uns sagen, daß wir uns überfordern, daß wir uns Zeit nehmen sollen, uns zu erholen und auszuruhen. Aber die Zwänge des Lebens lassen häufig nicht zu, daß wir gleichsam auf Kommando eine Ruhepause einlegen oder unsere Arbeit einfach niederlegen, wenn uns danach ist. Vielleicht sind andere auf unsere Mithilfe angewiesen, und so schleppen wir uns weiter. Irgendwann aber muß etwas nachgeben, vielleicht der Körper oder aber die Seele, so daß es bei einer robusten körperlichen Verfassung eher zu einem emotionalen Zusammenbruch kommen mag. Aber wie immer diese Überbelastung auch nach außen tritt, entscheidend ist die Ursache.

Es gibt aber auch körperliche Beschwerden, die sich nicht unmittelbar auf eine emotionale Ursache zurückführen lassen. Ziehen wir noch einmal Asthma und Migräne zur Verdeutlichung heran. Wir haben davon gesprochen, daß diese Zustände durch emotionale Störungen verursacht oder verschlimmert werden können, aber bisweilen sind diese und andere Beschwerden auf eine allergische Reaktion auf bestimmte Nahrungsmittel oder Umweltstoffe zurückzuführen. Unter Migräne beispielsweise leiden häufig Menschen, die gern Käse oder Schokolade essen, ein Asthmaanfall hingegen wird nicht selten durch Hausstaub oder Katzenhaare ausgelöst. Ein weiteres Beispiel ist das Heufieber, das bekanntlich durch Pollen und bestimmte Grassamen ausgelöst wird. Aber nicht jeder von uns, der mit Pollen in Kontakt kommt, reagiert mit Heufieber. So gibt es im übrigen auch viele Menschen, die völlig beschwerdefrei mit Tieren zusammenleben. Wir müssen daher fragen, *warum* manche Leute mit solchen Symptomen auf entsprechende Reize reagieren. Wollen wir dies Problem wirklich verstehen, so müssen wir den ganzen Menschen in Betracht ziehen und den Charakter, die Lebensweise und die vorherrschenden Gefühlszustände des Betroffenen. Denn nur so können wir die wahre Ursache des Problems herausfinden und eine angemessene Behandlung vornehmen.

Natürlich gibt es auch einige Krankheiten, die ausschließlich organische Ursachen haben, und obwohl die Bach-Blütenessenzen durchaus zur Hebung des allgemeinen Wohlbefindens des betreffenden Menschen beitragen können, kann in solchen Fällen eine konventionelle Therapie durchaus ratsam sein. Ein geplatzter Blinddarm zum Beispiel bedarf augenblicklicher konventioneller Maßnahmen, ebenso schwerwiegende Verdauungsbeschwerden oder ein gebrochenes Bein. Und natürlich begeben wir uns in größte Gefahr, wenn wir Gift einnehmen. Schließlich sind wir nur sterbliche Menschen. Die Bach-Blütenkonzentrate können also in akuten Fällen nicht die konventionelle medizinische Behandlung ersetzen, und wir sollten stets den Rat eines klassischen Mediziners einholen, wenn wir unter nicht zweifelsfrei abgeklärten organischen Beschwerden leiden.

Aber ganz gleich welche Gesundheitsstörungen uns auch zu schaffen machen, es kann kein Zweifel daran bestehen, daß Sorgen, Angst, Niedergeschlagenheit, Selbstmitleid und andere negative Gefühlszustände, die so oft mit organischen Beschwerden einhergehen, unsere Erholung und gesundheitliche Wiederherstellung verzögern. Weil aber die von Edward Bach entwickelten Blütenmittel gerade diese negativen inneren Zustände positiv beeinflussen, läßt sich unsere innere Widerstandskraft neu beleben. Und dies trägt auch zur Erholung unseres Organismus und zur Wiederherstellung unserer Gesundheit bei.

Die Blütenessenzen unterscheiden lernen

Zunächst einmal sollten Sie sich mit der genauen Beschreibung der Bach-Blüten vertraut machen und die einzelnen Essenzen genau kennenlernen. Lesen Sie die vorhandene Literatur (vgl. S. 137) und vertiefen Sie auf diese Weise Ihr Verständnis. Ziehen Sie in Zweifelsfällen stets Edward Bachs *Zwölf Heiler*[1] zu Rate. Haben Sie sich erst einmal mit den 38 Blüten gründlich vertraut gemacht, dann wissen Sie auch, welche Informationen Sie jeweils brauchen, um die passende Essenz auszuwählen. Sie brauchen also nichts weiter als eine gründliche Kenntnis der Blütenmittel und der menschlichen Natur, um sich selbst zu behandeln oder Ihnen nahestehenden Menschen Ihre Hilfe anzubieten, falls diese sich in einer schwierigen Situation befinden.

Es wird Ihnen nicht entgangen sein, daß die Charakterisierung einiger der Heilmittel sich eng an bestimmte Menschentypen anlehnt – dies gilt zum Beispiel für *Chicory, Agrimony, Vervain, Vine, Water Violet, Rock Water* und *Oak*. Diese Blütenessenzen bezeichnen wir als »Typ-Mittel«, da sie mit bestimmten *Typen* von Menschen korrespondieren. Andere Bach-Blüten, etwa *White Chestnut, Gentian, Aspen* und *Star of Bethlehem* sind bestimmten Gemütszuständen oder Stimmungen zugeordnet, in die jeder von uns einmal geraten kann, egal welchem Menschentyp er oder sie angehört. Diese Essenzen werden auch »Helfer« oder »Stimmungs-Mittel« genannt.

Leute, die zum ersten Mal Einblick in die Liste der 38 Blütenessenzen nehmen, erklären häufig: »Die brauche ich ja alle.« Dies ist eine ganz natürliche, durchaus nicht ungewöhnliche Reaktion, weil vor allem die Stimmungs-Mittel ja bestimmten Gemütszuständen entsprechen, in denen wir uns alle hier und da befinden. Diese Stimmungen kommen und gehen zugleich mit den Höhen und Tiefen des Alltagslebens und sind deshalb ganz normale menschliche Gefühle. Die meisten von uns sind mitunter infolge der Widrigkeiten des Lebens reizbar, betrübt, wütend, eingeschüchtert, aber im allgemeinen können wir uns aus eigener Kraft aus diesen Stimmungen wieder befreien und durch eine entsprechend positive Haltung unser inneres Gleichgewicht wiederherstellen. Gelegentlich aber ergreift eine solche Stimmung für länger Besitz von uns, und wir können sie nicht beliebig abschütteln. Solche Stimmungen drücken uns nieder, und wir fühlen uns infolgedessen unglücklich

---

1 In Edward Bach, *Blumen, die durch die Seele heilen*, München: Hugendubel, 1980.

und schwach – wir erkennen uns selbst nicht mehr wieder. Wenn wir in einer solchen Situation, sobald wir also den Eindruck haben, daß unser inneres Gleichgewicht gestört ist, zu dem geeigneten Heilmittel greifen, so können wir auf diese Weise die betreffende Stimmung auflösen und unsere innere Harmonie wiederherstellen.

Häufig kommt es jedoch zu einem Schneeballeffekt. Der negative Gefühlszustand schlägt in uns Wurzeln, und was anfangs als »schlechte Stimmung« begonnen hat, geht allmählich in einen Zustand unerträglicher emotionaler Qual über. In solchen Fällen sollte man nicht nur bemüht sein, das seelische Leiden zu beheben, sondern zugleich hinter den Symptomen nach deren Ursache Ausschau halten und feststellen, wie der betreffende Mensch auf die Belastungen des Alltags reagiert. Auf diese Weise läßt sich der vorherrschende Gemütszustand in seinem Zusammenhang erfassen, und das wiederum trägt zu dem Gesamtbild des betreffenden Menschen bei. Ein jeder reagiert auf bestimmte Situationen nach seiner ganz persönlichen Art, aber ähnlich strukturierte Charaktere weisen in dieser Hinsicht dennoch große Übereinstimmungen auf. Man kann deshalb sagen, daß die *Reaktion* auf bestimmte Ereignisse Rückschlüsse auf den *Typ* des Betreffenden zuläßt und somit die Auswahl des geeigneten Typ-Mittels bestimmt.

Typ-Mittel erkennen

Gewiß haben Sie im Laufe Ihres Lebens schon eine Vielzahl von Menschen kennengelernt, die sich alle durch die – für ihren jeweiligen Charakter typische – individuelle Mischung von Eigenschaften auszeichneten. Jeder dieser Menschen ist so lebendig und wichtig wie alle anderen, ein jeder ein kleines Zahnrad im gewaltigen Getriebe des Lebens. Und lebten wir nicht in der Tat in einer langweiligen Welt, wenn wir alle gleich wären? Die Eigenarten und Charakteristika jedes einzelnen Menschen vermitteln einen Eindruck von der Persönlichkeit des Betreffenden, und einer jeden dieser Charakterkompositionen entspricht eine der Bach-Blüten. Die eine oder andere der Beschreibungen in Kapitel II werden Sie bestimmt an irgendwelche Menschen erinnern, die Sie kennen, oder Sie haben lächelnd darin sich selbst erkannt. Wir alle kennen extrovertierte und introvertierte, vor Begeisterung übersprudelnde und apathische Menschen. Wenn wir uns also bei der Auswahl der Bach-Blütenessenzen auf die Grundzüge der jeweiligen Persönlichkeit konzentrieren, dann wissen wir auch sogleich, welche Gruppe von Blüten in Frage kommt. Für einen offenen und freimütigen Menschen beispielsweise wären *Vervain*, *Impatiens*, *Vine*, *Chicory* und *Oak* ganz sicher geeignet, während bei einem zurückhaltenden, stillen Charakter *Mimulus*, *Centaury*, *Larch* oder *Water Violet* zweifellos zweckdienlicher wären. Manche Menschen gehen leicht aus sich heraus und reden gerne – sind die Betreffenden fröhlich und erwecken den Eindruck, daß sie sich um nichts in der Welt sorgen, so wäre die für sie geeignete Blüte gewiß *Agrimony*, ist die Redseligkeit eines Menschen hingegen eher aufdringlich, so wäre die passende Essenz wahrscheinlich *Heather*. Sobald wir einem Menschen gegenübertreten, können wir uns durch den Eindruck, den der Betreffende auf uns macht, bereits ein Bild von seiner Persönlichkeitsstruktur verschaffen. So kann man zum Beispiel über das Wesen eines Menschen viel erfahren, wenn man genau auf den Klang seiner Stimme achtet, darauf, worüber er spricht, ob er nervös ist, beharrlich oder verträumt. Auch die Körpersprache ist sehr aufschlußreich.

Impatiens-Typen sprechen meistens schnell, sind zappelig, stets in Eile, schauen ständig auf die Uhr oder unterbrechen den andern mit einer Antwort, bevor dieser seine Frage auch nur zu Ende gebracht hat. Wenn Sie mit jemandem reden, der sich sofort mit weit aufgerissenen Augen in das jeweilige Thema hineinstürzt und mit erregter Stimme voll Nachdruck seine Argumente vorträgt, dann besteht eine gute Chance, daß Sie es mit einem *Vervain*-Charakter zu tun haben. Manche Menschen sind auf den ersten Blick zu klassifizieren. Man weiß sofort, welches Typ-Mittel zu ihnen paßt. Andere dagegen sind schwerer zu durchschauen, und bisweilen stößt man auf jemanden, der einen Misch-Typ verkörpert. Wenn Sie sich jedoch über die Blütenmittel gründlich informiert haben, dann wissen Sie in allen Lagen, welche Fragen Sie stellen müssen, damit Sie die Auskünfte erhalten, die Sie brauchen, um die rechte Wahl zu treffen.

Um zu verstehen, auf wie vielfältige Weise unterschiedliche Menschen auf ein und dieselbe Situation reagieren, wollen wir uns im folgenden einmal näher mit dem Beispiel einer Gruppe von sieben Studenten befassen, die gemeinsam vor einer Prüfung stehen. Ann *(Rock Rose)* ist völlig verschreckt und krank vor Nervosität, sie zittert am ganzen Leibe. Catherine *(Agrimony)* empfindet zwar genauso, versucht dies jedoch zu überspielen. Alle ihre Freunde staunen über ihre offenkundige Ruhe und Lockerheit. David *(Wild Rose)* kümmert es wenig, ob er besteht oder durchfällt. Er ist schlecht vorbereitet und hat sich innerlich bereits auf einen Mißerfolg eingestellt. Andrew *(Impatiens)* kaut auf seinen Fingernägeln, schaut immer wieder auf die Uhr und klopft unruhig mit dem Fuß auf den Boden, so begierig und ungeduldig ist er, daß die Prüfung endlich losgeht. Rosemary *(Cerato)* hegt bezüglich ihrer Interpretation des Prüfungsthemas so starke Zweifel, daß sie sich bei den anderen zu vergewissern sucht und deren Auffassung mit ihrer eigenen vergleicht. Jennifer *(Scleranthus)* läßt wertvolle Zeit verstreichen, weil sie nicht recht weiß, wie sie das Thema behandeln soll und schreibt deshalb noch immer eifrig, als die Prüfungszeit bereits abgelaufen ist. Susan *(Clematis)* starrt aus dem Fenster und hängt tagträumend ihren Gedanken über die Sommerferien nach; sie bemerkt nicht einmal, daß die Klausur bereits begonnen hat.

In ihrer Zusammensetzung feststehende Kombinationsmittel sind für derartige Situationen wenig hilfreich, und obwohl bestimmte gängige Mittel vielfach von Nutzen sein mögen, reagiert doch jeder Mensch ganz individuell, so daß es Pauschalmittel gar nicht geben kann. Selbst auf ein und dieselbe Krankheit reagieren nicht alle Leute gleich. Manche fühlen sich sehr elend und ergeben sich willenlos in ihr Schicksal. Andere bäumen sich ungeachtet aller Beschwerden gegen die Krankheit auf.

Häufig ist es auch hilfreich, das eigene Verständnis der Bach-Blüten zu überprüfen, indem man beispielsweise Fernsehcharakteren die entsprechenden Mittel zuordnet. Die Figuren in einem Spielfilm weisen häufig Züge auf, aus denen sich auf ihren Charakter schließen läßt, oder die Schauspieler stellen bestimmte Stimmungen und Gefühle dar, die Sie mit bestimmten Blütenessenzen in Zusammenhang bringen können. Sie können aber auch Typ-Mittel für Menschen auswählen, die in der Öffentlichkeit stehen – Politiker(innen), Fernsehleute, Sportler(innen). Oder denken Sie einmal über die Mitglieder Ihrer eigenen Familie nach oder über Freunde und halten Sie sich deren verschiedenartige Charakterzüge vor Augen. Oder überlegen Sie – wenn jemand, den Sie kennen, eine schwierige Zeit hinter sich hat –, welche Folgen das für den Betreffenden gehabt hat und setzen Sie dessen Gefühle zu den Blütenmitteln in Beziehung, deren Einnahme Sie empfohlen hätten.

Versuchen Sie nun, unter Rückgriff auf Ihr Verständnis der verschiedenen Bach-Blüten herauszufinden, welche Blütenmittel für die an dem folgenden Gespräch Beteiligten passend wären:

ALAN: Hättest du Lust, einen Spaziergang zu machen, Alison?

ALISON: Hm... Ich weiß nicht recht. Ich muß noch mal darüber nachdenken.

ALAN: Aber hoffentlich nicht den ganzen Tag. Und du, Peter?

PETER: Ja, ich komme mit, aber laß mich das hier noch eben zu Ende machen... Und dann muß ich noch Fred wegen der morgigen Versammlung anrufen – wir wollen nämlich eine Bürgerinitiative gründen. Es ist so unfair, wie man die Leute hier in der Gegend behandelt. Oh..., da fällt mir ein, David sollte noch einen Fragebogen aufsetzen... Ich muß ihn unbedingt noch erreichen... Laß mir noch fünf Minuten Zeit, dann bin ich soweit...

ALAN: Hast du dich inzwischen zu einem Entschluß durchgerungen, Alison?

ALISON: Ich weiß nicht recht, ob ich Lust habe oder nicht. Ich kann mich nicht entscheiden.

ALAN: Nun mach schon – und entscheide dich endlich... Wir gehen gleich.

ALISON: Tatsächlich? Ach, ich glaub, ich bleib doch hier. Nein, warte – ich komme doch mit. Ich hol gleich meinen Mantel...

ALAN: Gut, Peter – bist du soweit?

PETER: Augenblick noch. Hab ich dir das mit Jeff eigentlich schon erzählt? Wie schlecht man ihn behandelt hat – und wie frustrierend die ganze Situation für ihn ist...?

ALAN: Ja, ja. Bist du jetzt soweit, Alison?

ALISON: Ich hab's mir doch anders überlegt. Ich komm doch nicht mit.

ALAN: Also dann los, Peter.

PETER: Laß mich noch eben David anrufen, sonst vergeß ich's wieder...

ALAN: Jetzt reicht's. Ich hab jetzt lange genug auf euch gewartet. Ich geh ohnehin lieber allein. Tschüß, ihr beiden.

Alison ist eindeutig ein *Scleranthus*-Typ. Sie ist voll innerer Unentschiedenheit und weiß einfach nicht, was sie will. Alan *(Impatiens)* ist sehr ungeduldig und hat für Alisons Zögerlichkeit kein Verständnis. Peter ist mit seinen Weltverbesserungsideen so beschäftigt, daß er – obwohl er eigentlich gerne mit Alan spazierengehen würde – ständig an etwas anderes denkt. Seine Prinzipientreue und sein Engagement prädestinieren ihn für *Vervain*.

Edward Bach hat einige seiner Blütenmittel durch Geschichten erläutert. Jede der in diesen Erzählungen vorkommenden Figuren steht für ein bestimmtes Heilmittel und soll die positiven Seiten der korrespondierenden Persönlichkeit ebenso verdeutlichen wie ihre typischen negativen Züge. Er gab seinem Gleichnis den Titel »Die Geschichte der Reisenden«:

Es war einmal eine Gruppe von sechzehn Reisenden, die sich aufmachten, einen Forst zu durchqueren.

Zunächst ging alles gut, aber als sie dann eine Weile gewandert waren, fing einer von ihnen namens Agrimony an, sich Sorgen zu machen, ob sie wohl auf dem richtigen Weg seien. Später am Nachmittag, als sie immer tiefer in den schattigen Wald gerieten, bekam Mimulus es mit der Angst zu tun und fürchtete, sie hätten sich verirrt. Als nun die Sonne unterging und die Dunkelheit sich herniedersenkte und überall die Geräusche des nächtlichen Waldes aufklangen, geriet Rock Rose in Furcht und Schrecken und wurde von blankem Entsetzen erfaßt. Mitten in der Nacht, als alles stockfinster war, verlor Gorse alle

Hoffnung und sagte: »Ich kann nicht mehr weiter. Geht ihr nur fort, ich aber werde hier an dieser Stelle bleiben, bis der Tod meinen Leiden ein Ende bereitet.«

Oak dagegen, obwohl fest davon überzeugt, daß alles verloren sei und daß sie nie mehr das Sonnenlicht erblicken würden, sagte: »Ich werde bis zum letzten Augenblick kämpfen.« Und das tat er dann auch.

Zwar war Scleranthus ein Rest von Hoffnung verblieben, aber immer wieder wurde er von Gefühlen der Unsicherheit und Unentschiedenheit heimgesucht und wollte mal diesen und fast gleichzeitig wieder einen anderen Weg einschlagen. Clematis schritt ruhig und geduldig einher; es war ihm ganz gleich, ob er bald in den letzten gesunden Schlaf fallen oder unversehrt wieder aus dem Forst herauskommen werde. Gentian erheiterte die Reisenden so manches Mal, wanderte aber ansonsten in tiefster Bekümmerung und Niedergeschlagenheit einher.

Andere Mitglieder der Reisegesellschaft fürchteten keinen Augenblick, daß sie aus dem Wald nicht mehr herausfinden würden, waren jedoch von dem tiefen Wunsch erfüllt, den verzweifelten Gefährten zu helfen.

Heather war sich ganz sicher, daß er den Weg kannte, und wollte, daß die ganze Gesellschaft sich ihm anschloß. Chicory war der Ausgang der Reise ganz gleichgültig; er sorgte sich nur unentwegt um das Wohlergehen seiner Gefährten. Cerato hingegen hatte kaum Vertrauen in sein eigenes Urteil und wollte am liebsten sämtliche Wege ausprobieren, um jeden Irrtum auszuschließen. Und der bescheidene kleine Centaury wollte es allen übrigen Wanderern nach Möglichkeit so leichtmachen, daß er am liebsten jedermanns Reisegepäck persönlich getragen hätte. Nur schleppte Klein-Centaury unglücklicherweise stets das Gepäck der kräftigsten seiner Begleiter, weil die am lautesten nach seiner Hilfe verlangten.

Auch Rock Water brannte vor Hilfsbereitschaft, verdarb den übrigen Reisenden jedoch ein wenig die Laune, weil er pausenlos an ihren Entscheidungen etwas auszusetzen hatte, und doch wußte Rock Water den Weg.

Auch Vervain hätte den Weg eigentlich recht gut kennen müssen, aber obwohl er ein wenig verwirrt war, hielt er einen langwierigen Vortrag über den einzigen Weg, der aus dem Forst herausführe. Auch Impatiens kannte den Weg sehr wohl, so gut sogar, daß er keine Geduld mit denen hatte, die langsamer waren als er selbst. Water Violet hatte die Route schon zuvor einmal bereist und kannte den Weg, war jedoch etwas stolz und herablassend, weil die andern so wenig verstanden. Water Violet fühlte sich ihnen allen ein wenig überlegen.

Und schließlich erreichten sie alle das andere Ende des Forstes.

Heute bieten sie sich anderen Reisenden, die sich erstmals zur Durchquerung des Forstes auf den Weg machen, als Begleiter an. Und weil sie wissen, daß es einen Weg gibt, und weil sie wissen, daß die Dunkelheit des Waldes nur von den Schatten der Nacht herrührt, dienen sie als »furchtlose Begleiter«, und jeder der sechzehn Reisenden lehrt auf seine Weise die Lektion, die jeder von uns lernen muß.

Agrimony schreitet sorglos einher und treibt mit allem seine unbekümmerten Späße. Mimulus kennt keine Furcht. Rock Rose ist selbst in der tiefsten Dunkelheit der Inbegriff der Ruhe und heiteren Beherztheit. Gorse spricht zu den Mutlosen in schwärzester Nacht von den Fortschritten, die sie machen werden, wenn die Sonne erst einmal am Morgen aufgeht.

Oak steht unerschütterlich im stärksten Sturm. Scleranthus schreitet in völliger Sicherheit einher. Clematis hat die Augen in freudiger Zuversicht auf das Ende der Reise gerichtet, und weder Schwierigkeiten noch Rückschläge können Gentian entmutigen.

Heather hat gelernt, daß jeder Reisende seinen Weg in der ihm gemäßen Weise gehen muß, und schreitet ruhig voran, um zu zeigen, daß dies wirklich möglich ist. Chicory ist stets bereit, dem Hilfebedürftigen auf Anfrage in völliger Ruhe und Gelassenheit die Hand zu reichen. Cerato weiß so gut um die kleinen Pfade, die nirgendwo hinführen, und Centaury hält stets nach den Schwächsten Ausschau, die ihre Last nicht allein tragen können.

Rock Water hat ganz vergessen, was es heißt, Anklage zu erheben, und ist nur immerfort damit beschäftigt, Mut zu machen. Vervain verzichtet darauf, langatmige Reden zu halten und zeigt schweigend den Weg. Impatiens kennt keine Eile mehr und schreitet gemächlichen Schrittes neben den am weitesten zurückhängenden Mitgliedern der Reisegruppe einher. Und Water Violet schwebt mehr einem Engel als einem Menschen ähnlich wie ein warmer Windhauch oder ein jubilierender Sonnenstrahl zwischen den Wanderern umher – und segnet sie alle.

EDWARD BACH 1934

Auswahl der Blütenessenzen für andere

Unter den Blütenmitteln gibt es eines für jeden denkbaren Gemütszustand. Einige verschaffen denen Linderung, die unter Unsicherheit leiden und nie recht wissen, was sie wünschen und was richtig für sie ist. Andere helfen den Einsamen und wieder andere denen, die übersensibel sind. Dann gibt es noch Mittel gegen Niedergeschlagenheit und immer so fort.

Und es ist sehr einfach, das oder die Mittel zu finden, die der Patient braucht, damit ihm geholfen werde.

EDWARD BACH 1936

Wie bereits im vorhergehenden Kapitel beschrieben, sollten Sie versuchen, Ihre Kenntnis der Bach-Blüten zu Ihnen vertrauten Menschen in Beziehung zu setzen und zu Erfahrungen, die Sie selbst gemacht haben. Das hilft Ihnen, sich das Gelernte ganz zu eigen zu machen, und verschafft Ihnen das Selbstvertrauen, das Sie brauchen, um das passende Blütenmittel auszuwählen.

Die erste Blütenessenz, die Sie höchstwahrscheinlich benutzen werden, ist *Rescue* (»Notfall-Tropfen«). Und weil man in Notfallsituationen im allgemeinen sofort helfen muß, ist *Rescue* eigens für diesen Zweck konzipiert, so daß keine Notwendigkeit besteht, sich in solchen Fällen über Ursachen, Reaktionen oder Stimmungen des Betroffenen Gedanken zu machen. Dr. Bach hat diesen Umstand bei der Komposition der Notfall-Tropfen sehr wohl bedacht.

Rescue ist jedoch beileibe kein Allheilmittel, und wann immer eine vorherrschende Gemütsverfassung des Leidenden erkennbar ist, sollte man deshalb zunächst die anderen Blütenkonzentrate in Betracht ziehen. Wenn Sie zum Beispiel infolge einer schlechten Nachricht bestürzt sind, ist *Gentian* die geeignete Blüte, die Ihr inneres Gleichgewicht wiederherstellt. In einem solchen Fall wäre *Rescue* fehl am Platz. Denn angesichts negativer Stimmungen ist es nicht schwierig, die passende Blütenessenz auszuwählen. Und sollte einer Ihrer Freunde oder Verwandten zur Wiederherstellung seiner Zufriedenheit und seines Seelenfriedens Unterstützung brauchen, so ist es nicht schwierig, das geeignete Blütenmittel auszumachen. Handelt es sich jedoch um tiefer verwurzelte

Schwierigkeiten, so muß man den Dingen auf den Grund gehen, weil sich nämlich gerade in solchen Fällen viele Stimmungssymptome aufzudrängen scheinen und man deshalb vorsichtig abwägen muß, wie das zugrundeliegende Problem eigentlich beschaffen ist. Sehr oft läßt sich relativ leicht herausfinden, wann das Problem erstmals aufgetreten ist. Immer wieder hört man von Menschen Auskünfte wie diese: »Ich leide unter dieser Geschichte, seit ich in den Ruhestand getreten bin« oder: »Vor einigen Jahren hat man bei uns eingebrochen, und seither leide ich immer wieder unter Panikanfällen« oder: »Als wir damals umgezogen sind, konnte ich mich an die neue Umgebung überhaupt nicht gewöhnen, und jetzt ist mein Selbstvertrauen weg.« Wenn Sie für die gegenwärtigen Probleme eine eindeutige Ursache feststellen können, dann ist das entsprechende Blütenmittel auf alle Fälle angezeigt, selbst wenn der auslösende Vorfall bereits Jahre zurückliegt, denn seine Wirkung ist ja offenbar bis heute nicht verklungen. Zu einer Heilung kann es nur kommen, wenn der entsprechende Gemütszustand behandelt wird. Die Wirkung eines Schocks etwa kann mit solcher Verzögerung auftreten, daß die entsprechenden Symptome häufig erst Wochen, Monate oder Jahre später sichtbar werden. Ein auf diese Weise verdrängtes oder unterdrücktes Schockerlebnis entfaltet jedoch eine vergiftende Wirkung, und auch wenn der Betroffene dann schließlich Hilfe sucht, um sich von den aus dem verdrängten Schockerlebnis resultierenden Depressionen, Schuld- oder Angstgefühlen zu befreien, muß zunächst der ursprüngliche Schock behandelt werden, da es sonst zu keiner vollständigen Heilung kommen kann. Blütenessenzen, die unmittelbar auf die Depression, die Schuld- und Angstgefühle (oder was es auch sei) einwirken, sind natürlich auch nötig – genau wie man zunächst ein Magengeschwür behandeln muß, um die damit verbundenen Schmerzen zu lindern –, aber es ist genausowenig ausreichend, *lediglich* das negative Gefühlssymptom zu therapieren, wie es etwa genügt, *allein* das Magengeschwür zu behandeln. Der entscheidende Faktor ist immer die ursprüngliche Ursache.

Allerdings ist die wahre Ursache des Problems nicht immer bekannt. Bisweilen hat der gegenwärtige Gemütszustand seine Wurzeln nämlich bereits in der Kindheit oder hat sich zumindest über einen so langen Zeitraum entwickelt, daß der Betreffende sich an das auslösende Moment überhaupt nicht mehr erinnern kann. Ist dies der Fall, dann sollte zunächst einfach das gegenwärtig vorherrschende Stimmungsbild behandelt werden. Wenn nämlich die Bach-Blüten dann anfangen zu wirken, werden die tieferliegenden Emotionen Schicht um Schicht langsam sichtbar werden, bis schließlich das auslösende Erlebnis zutage tritt und nun behandelt werden kann.

Nehmen wir ein Beispiel. Ein Freund kommt zu Ihnen und beklagt sich über seine Ängstlichkeit. Auf die Diagnose »Ängstlichkeit« allein jedoch können Sie Ihr Urteil nicht gründen. Sie müssen den Betreffenden deshalb fragen, wie sich diese Ängstlichkeit zeigt, wovor oder worum er Angst hat und wie sich diese Angst auswirkt. Dann müssen Sie feststellen, was diesen Gemütszustand denn eigentlich verursacht hat. Der Betroffene könnte nun antworten, daß er Angst um seine Arbeit hat, um seine Kinder oder seine Gesundheit, und es hängt ganz von der jeweiligen Antwort ab, welches oder welche Blütenmittel zweckdienlich sind. Nehmen wir einmal an, Ihr Freund hätte Angst um seine Gesundheit. Daraus könnte man sofort schließen, daß er Angst vor Krankheit hat, und verhält sich dies tatsächlich so, dann wäre *Mimulus* die richtige Arznei (es handelt sich ja um eine *konkrete* Angst). Im Laufe des Gespräches zeigt sich dann jedoch vielleicht, daß der Betreffende den Gedanken an eine Krankheit deswegen nicht ertragen kann, weil er mit dieser Vorstellung Unreinheit und Schmutz assoziiert. Weitere Nachforschungen ergeben dann vielleicht, daß er zu Hause von einem wahren Reinlichkeits- und Ordnungszwang beherrscht wird: alle Kissen in seiner Wohnung müssen millimetergenau plaziert sein und die Bilder absolut gerade hängen. Diese innere Verfassung spricht für *Crab Apple*. Es wären also beide erwähnten Blütenessenzen nötig, um das innere Gleichgewicht des Betreffenden wiederherzustellen und ihn von seiner Ängstlichkeit zu befreien.

Gehen wir nun einen Schritt weiter und betrachten wir nochmals den ängstlichen Freund. Diesmal wollen wir annehmen, daß seine innere Verfassung ein organisches Leiden, nämlich Ekzeme ausgelöst hat, und daß der Kranke darüber klagt, die Hautirritation sei zugleich mit wachsender Angst aufgetreten. Was uns interessiert, ist die Angst, nicht die Ekzeme – denn wir behandeln ja den Menschen, nicht die Krankheit. Und deshalb müssen wir auch in diesem Fall zunächst die Ursachen der Ängstlichkeit aufdecken. Ein anderer Mensch, der ebenfalls unter Ekzemen leidet, braucht vielleicht ganz andere Blütenmittel. Jeder Fall muß also in seinem konkreten Zusammenhang betrachtet und jeder Mensch als Individuum behandelt werden.

Das Gespräch

Ziel des Gesprächs sollte es immer sein, das Gegenüber möglichst ausführlich zu Wort kommen zu lassen. Und während der oder die Betroffene spricht, sollten Sie sich dann die Blüten notieren, die Ihnen in den Sinn kommen. Stellen Sie hier und da eine Frage zur Klärung eines Punktes und lenken Sie das Gespräch in jene Bereiche, die für die Auswahl der Blütenmittel wichtig sind. Mehr brauchen Sie gar nicht zu tun.

Immer wieder sind Menschen, die über ihre Probleme sprechen sollen, verständlicherweise ein wenig nervös. Sie sollten deshalb zunächst einmal beruhigend auf Ihr Gegenüber einwirken. Nach ein paar einleitenden Worten können Sie sich beispielsweise danach erkundigen, ob Ihr Gesprächspartner über Dr. Bachs Arbeit gut informiert ist. Ist dies nicht der Fall, so können Sie die Grundsätze der Therapie kurz erläutern, damit der Betreffende weiß, was er in etwa zu erwarten hat.

Hat der Betroffene Schwierigkeiten, über seine innere Verfassung – soweit sie sein Problem oder seine Krankheit betrifft – zu sprechen, so ist es ratsam, sich feinfühlig auf indirektem Wege vorzutasten und sich etwa nach seinen aktuellen Lebensumständen, seiner Arbeit, seinen Freizeitgewohnheiten, seinen Nachbarn usw. zu erkundigen. Solche allgemeinen Gespräche bieten Ihnen nicht selten die Gelegenheit, heikle Bereiche auszukundschaften und so dem eigentlichen Problem auf die Spur zu kommen. Sollte Ihr Gegenüber den Wunsch haben, über seine körperlichen Beschwerden zu sprechen, und sich dann lang und breit über seine Krankheiten auslassen, dann hören Sie geduldig zu. Denn das kann für diesen Menschen durchaus sinnvoll sein, der so die Möglichkeit erhält, seine Schmerzen oder sein Unwohlsein näher zu schildern. Man kann solchen Ausführungen außerdem eine Menge Hinweise entnehmen, da man Gelegenheit erhält zu beobachten, wie der Betroffene sich seine Schwierigkeiten selbst erklärt. Sie können aber durchaus auch einmal eine Zwischenfrage stellen, etwa: »Belastet Sie das sehr?«, und auf diese Weise das Gespräch auf bestimmte Emotionen hinlenken. Oder erkundigen Sie sich danach, wann das Problem erstmals aufgetreten ist und in welchen Umständen der Betreffende damals gelebt hat. Auch dies bietet die Chance, über Gefühle zu sprechen.

Sind Sie hinsichtlich der Auswahl der Blütenmittel zu einer Entscheidung gelangt, können Sie mit dem Betreffenden auch ohne weiteres über die Gründe sprechen, von denen Sie sich bei Ihrer Entscheidung haben leiten lassen. Bisweilen kann es aber auch besser sein, die Mischung zusammenzustellen, ohne über die Auswahl Auskunft zu erteilen. Im allgemeinen empfehle ich allerdings, dem Betroffenen zu erklären, welche Mischung er bekommt, weil er oder sie dann verstehen kann, *warum* gerade diese Blütenmittel ausgewählt werden. Die Anerkennung des Problems und der Wunsch, damit ins reine zu kommen, sind die Grundvoraussetzung für die innere Heilung, und wenn die Bestandteile der Mischung nicht bekannt sind, so ist eine wesentliche Voraussetzung dieser Heilung nicht gegeben. Hat der Betreffende jedoch das Gefühl, endlich einmal über seine Probleme offen gesprochen zu haben, und ist er zudem mit einer Blütenmischung ausgestattet, deren Zusammensetzung er kennt, dann wird er meistens Hoffnung schöpfen. Das wiederum wird seine Stimmung heben, und damit ist der erste Erfolg bereits erzielt.

Selbstbehandlung

Obwohl die Bach-Blüten und ihre Anwendung leicht zu verstehen sind, finden viele Leute es trotzdem schwieriger für sich selbst als für andere eine Mischung zusammenzustellen. Dies ist ganz natürlich, weil es – insbesondere wenn man gedrückter Stimmung ist – nicht immer ganz leichtfällt, sich selbst objektiv einzuschätzen und bei klarem Kopf die richtige Auswahl an Blütenessenzen zu treffen. Vielleicht kennen wir uns selbst aber auch zu gut (oder nicht gut genug!), so daß wir den Eindruck haben, wir bräuchten im Grunde genommen sämtliche Blüten. Aus diesem Grund suchen viele Menschen die Unterstützung eines Freundes oder eines Therapeuten, von dem sie sich beraten lassen. Dennoch sind die Mittel in erster Linie zur Selbsthilfe gedacht, und deshalb sollte man lernen, den eigenen Zustand objektiv einzuschätzen.

Bereitet Ihnen die Bewertung Ihrer eigenen emotionalen Verfassung jedoch Mühe, so schlage ich vor, daß Sie zunächst einmal die Blütenmittel aufschreiben, die Sie Ihrer Meinung nach am dringendsten brauchen, und dann an sich selbst dieselben Fragen richten, die Sie auch einem Gegenüber stellen würden. *Warum* haben Sie Angst? *Wie* tritt diese Angst zutage? *Worüber* machen sie sich Sorgen? Die »Warum«-Frage ist so wichtig, weil von ihrer Beantwortung die Wahl des beziehungsweise der benötigten Blütenessenzen abhängt. Vielleicht haben Sie das Gefühl, es mangle Ihnen an Selbstvertrauen *(Larch)*, aber dieser Zustand kann seinerseits natürlich durch Angst und Mutlosigkeit *(Mimulus)* verursacht sein. Indem Sie in dieser Weise über die von Ihnen ins Auge gefaßten Blüten nachdenken, können Sie überflüssige Essenzen, die Sie zunächst auf Ihrer Liste verzeichnet hatten, nach und nach ausscheiden. Und denken Sie stets daran: entscheidend ist die Behandlung der Ursache, *nicht* des Symptoms. Nicht selten bilden oberflächliche Gefühle dieses Symptom, die dann den Gesamteindruck entstellen. Solche Emotionen verschwinden aber allmählich, sobald die Behandlung der wahren Ursache eingesetzt hat.

Natürlich sollten Sie auch Ihre Gesamtpersönlichkeit berücksichtigen, damit alle wesentlichen Aspekte in Ihre Auswahl der Bach-Blütenessenzen einfließen. Ganz sicher wissen Sie, ob Sie eher furchtsam oder draufgängerisch sind, durchsetzungsfähig oder eher nachgiebig, gesellig oder eher zurückhaltend und so fort. Denken Sie über sich nach: Wie reagieren Sie beispielsweise auf Kritik? Wie würden Sie sich wohl fühlen, wenn jemand Sie hintergeht? Wie fühlen Sie sich auf Partys oder bei anderen gesellschaftlichen Anlässen? Wie verhalten Sie sich beim Autofahren? Wie gehen sie mit Krankheit oder Schmerzen um? Wie Sie sich in solchen Situationen verhalten und fühlen, und wie Sie auf bestimmte Gegebenheiten reagieren, aber auch, ob Sie Ihre Gefühle offen zeigen oder verbergen – jedes dieser Charakteristika gibt einen Hinweis darauf, welches Typ-Mittel Ihnen entspricht. Sie sollten dann Ihr gegenwärtiges Stimmungsbild im Zusammenhang Ihrer Gesamtpersönlichkeit betrachten. Auch dies wird Ihnen dabei helfen, unnötige Blütenmittel von Ihrer Liste zu streichen, da es Ihnen einen deutlicheren Eindruck von Ihren Schwierigkeiten vermittelt. Natürlich müssen Sie absolut ehrlich mit sich sein und sich etwa bestehende aggressive Impulse, aber auch Neigungen wie Eifersucht, Intoleranz und Mißtrauen ehrlich eingestehen. Ganz sicher sind manche Charakterisierungen »schmeichelhafter« als andere, aber die Bach-Blüten entsprechen ausnahmslos ganz natürlichen menschlichen Gefühlszuständen, die uns allen gemeinsam sind. Schämen Sie sich also nicht Ihrer Gefühle. Die Tatsache, daß Sie sich über Ihre emotionale Verfassung Rechenschaft ablegen, ist bereits der erste Schritt auf dem Weg Ihrer inneren Heilung, und das richtige Blütenmittel soll Ihnen schließlich nur helfen.

Vielleicht empfinden Sie es aber auch als nützlich, wenn Sie Ihre Gefühle niederschreiben, so als würden Sie einem angenommenen Therapeuten brieflich von sich Bericht erstatten. Dieses Vorgehen wird Ihnen möglicherweise dabei helfen, Ihr Grundproblem in den Blick zu bekommen. Aber wie dem auch sei – eine schriftlich niedergelegte Selbstanalyse läßt sich mit größerer Objektivität betrachten, was die Auswahl der Heilmittel erleichtert. Viele Menschen jedenfalls finden diese Methode sehr hilfreich, da es ihnen leichter fällt, sich schriftlich mitzuteilen. Mitunter hat dieses Vorgehen aber auch einen therapeutischen Wert, besonders wenn das betreffende Problem lange unterdrückt worden ist. Die eigenen Schwierigkeiten schriftlich in Worte zu fassen erweist sich in solchen Fällen häufig genug als befreiender Akt. Außerdem gestattet Ihnen dieses Verfahren, sich selbst und Ihr emotionales Allgemeinbefinden aus einer gewissen Distanz zu betrachten.

Eine andere Methode, wie Sie die für Sie besten Blütenessenzen auswählen können, besteht darin, daß Sie sich Gedanken darüber machen, welche positive Eigenschaft Sie nach Ihrem Dafürhalten nicht besitzen, welche Fähigkeit Sie also am liebsten in sich entwickeln oder korrigieren möchten. Vielleicht wünschen Sie ja beispielsweise, sie wüßten etwas genauer, was Sie eigentlich im Leben erreichen möchten. Denken Sie einmal darüber nach und fragen Sie sich dann, warum Sie in dieser Hinsicht so *unsicher* sind. *Wild Oat*, *Scleranthus* oder *Cerato* könnten in einem solchen Fall die richtige Wahl sein; informieren Sie sich also in der Literatur über jedes dieser Mittel und wählen Sie dann das Ihnen gemäße aus. Vielleicht haben Sie aber auch das Gefühl, Sie sollten für das Unglück anderer mehr Verständnis aufbringen *(Beech)*, oder Sie wünschen, Sie wären ein besserer Zuhörer *(Heather)* usw. Vielleicht können Sie ja eine(n) enge(n) Freund(in) fragen, wie Sie in seinen oder ihren Augen erscheinen – auch hierfür ist natürlich Mut zur Wahrheit unerläßlich. Hält der oder die Betreffende Sie vielleicht für zu zögerlich, zu ungeduldig, zu nervös? Sind Sie eher dominierend, oder lassen Sie sich leicht manipulieren? Damit solche Informationen über Ihre schwachen Seiten Ihnen nicht die Laune verderben, können Sie Ihren Gesprächspartner aber auch bitten, Ihnen zu sagen, welche positiven Eigenschaften dieser in Ihnen sieht. Sind Sie geduldig oder mutig, schließen Sie leicht Freundschaft, sind Sie eine starke Führungspersönlichkeit, oder sind Sie eher zartbesaitet, freundlich und dienstbereit? Nora Weeks würde sagen: »Frag nach einer ehrlichen Meinung über dich selbst und laß dich durch die Antwort nicht erschüttern.«

Es ist wahr, daß die Bach-Blütentherapie anders konzipiert ist als andere Heilverfahren. Die konventionelle Medizin behandelt im allgemeinen Symptome und Krankheiten, und selbst eine so holistische Methode wie die Homöopathie berücksichtigt noch die organische Symptomatik. Die Bach-Blütentherapie hingegen konzentriert sich ausschließlich auf die Persönlichkeit und die emotionale Gesamtverfassung des Kranken. Es gibt gelegentlich Menschen, die es schwierig finden, dieses Vorgehen mit ihrer Vorstellung von Krankheit zu vereinbaren. Aber nicht zufällig hat Dr. Bach in *Zwölf Heiler* erklärt:

Unser Seelenleben ist der empfindlichste und feinfühligste Aspekt unseres Körpers. Es gibt daher wesentlich klarer Auskunft über den Beginn und den Verlauf einer Krankheit, und deshalb dient uns die emotionale Gesamtverfassung als Richtschnur dafür, welches einzelne oder welche Mischung von Heilmitteln zweckdienlich ist.

Die Bach-Blüten für Mütter und Kinder

Schwangerschaft

Eine Schwangerschaft erleben viele Frauen in ihrem Leben ein- oder mehrmals, die Erfahrungen jedoch, die sie dabei machen, sind durch und durch individuell. Ob die Entbindung ein freudig herbeigesehntes oder ein ängstlich erwartetes Ereignis ist oder eine – wie es bisweilen der Fall ist – reine »Routinesache«, jedenfalls ist die werdende Mutter körperlich und geistig einer Reihe höchst wechselvoller Erfahrungen ausgesetzt.

Es wird häufig gefragt, ob die Bach-Blüten schwangeren Frauen dabei helfen können, mit ihren emotionalen Problemen und mit ihren Ängsten besser zurechtzukommen. Und die Antwort lautet eindeutig: Ja – und zwar sowohl im Hinblick auf die Zeit vor als auch nach der Geburt.

Die für eine Schwangerschaft typischen Reaktionen und Veränderungen lassen sich am besten mit einer Blütenmischung aus *Rescue* und *Walnut* behandeln. Aber natürlich ist jede Schwangere ein unverwechselbares Individuum mit je eigenen vorherrschenden Einstellungen und Gemütszuständen. Falls nötig kann man deshalb die oben beschriebene Mischung noch durch weitere geeignete Blütenessenzen ergänzen, deren Auswahl sich nach den dominanten Zuständen der betreffenden Frau richtet (beispielsweise: Angst, gespielte Tapferkeit, Resignation etc.).

Die Behandlung kann auch während der Entbindung fortgesetzt werden und insbesondere in den Wochen nach der Geburt. Die Mutter wird es zu schätzen wissen, daß sie ihr Kind vor schädlichen Einflüssen schützt, indem sie ihre eigenen negativen Gedanken und

Gefühle mit Unterstützung der Bach-Blüten neutralisiert und so dafür Sorge trägt, daß die natürliche seelische Balance des Kindes nicht gestört wird.

Auch die äußere Anwendung von *Rescue* wird sich im allgemeinen wohltuend auf Mutter und Kind auswirken. In Notfällen und besonders dringenden Situationen kann man aber auch *Rescue* mit etwas Wasser verdünnt auf Handgelenke, Schläfen und die Fontanelle des Säuglings auftragen. Verdünnt deshalb, weil die Haut des Kleinkinds empfindlich auf den zur Konservierung der Bach-Blüten verwendeten Weinbrand reagieren könnte.

Säuglinge und Kinder

Bisweilen wundern sich Leute, wie denn die Bach-Blütentherapie bei Kindern funktionieren soll, besonders bei Kleinkindern und Säuglingen, die doch vielfach ihre Gefühle noch gar nicht angemessen artikulieren können. Aber auch hier kommt es wieder darauf an, den Menschen zu behandeln, und deshalb sollte man sich in erster Linie mit der Gesamtpersönlichkeit des Kindes befassen. Die Stimmung des Kindes ist meistens leicht zu erkennen und aus seinem Verhalten ablesbar. Achten Sie darauf, wie das Kind sich beim Spielen benimmt: Reagiert es wütend, wenn es beim Puzzle nicht die richtige Teile zusammenbringt oder wenn das aus Bauklötzen errichtete Haus in sich zusammenstürzt? Bringt es seine Bauklotzkonstruktionen bei einem Wutanfall selbst zum Einsturz, oder verliert es rasch das Interesse an seiner jeweiligen Tätigkeit? Ist das Kind geduldig, rücksichtsvoll oder übersensibel? Ist es unabhängig oder besitzergreifend? Ist es laut oder unterwürfig? All diese Indikatoren sind für die Zusammenstellung der richtigen Mischung bedeutsam. So würde beispielsweise ein sehr aktives Kind, das unentwegt etwas tut und nie still dasitzt, vermutlich *Impatiens* brauchen und vielleicht noch *Vervain*. Für ein »liebes« rücksichtsvolles Kind, das stets tut, was man von ihm verlangt und sich leicht von andern Kindern dominieren läßt, wäre *Centaury* das richtige Mittel und/oder *Mimulus,* wenn das Kleine besonders scheu oder ängstlich ist. *Vine* wäre für ein herrschsüchtiges und grobes Kind geeignet, das sehr fordernd und stark ist. Einem häufig schläfrigen

Kind könnte wahrscheinlich *Clematis* helfen. Ständiges Schmollen würde auf *Willow* deuten und der pausenlose Wunsch nach Aufmerksamkeit auf *Chicory*.

Ist ein Kind krank, so kann man auf seine Stimmung achtgeben und dann das entsprechende Blütenmittel auswählen. Sehr häufig läßt sich auch aus der Art und Weise, wie leidende Kinder sich verhalten, ein Hinweis auf ihr Temperament und auf das passende Typmittel entnehmen. Diese Beobachtung hat Dr. Bach zu der Schlußfolgerung geführt, daß man das Augenmerk in erster Linie auf den seelischen Gesamtzustand, auf das Gefühlsleben und damit auf die Persönlichkeit zu richten habe.

Er hat in diesem Zusammenhang gesagt:

Wenn Tommy die Masern bekommt, reagiert er vielleicht gereizt, Sissy hingegen verhält sich womöglich ganz ruhig und schläfrig, während Johnny gehätschelt werden möchte, Peter sich nervös und ängstlich verhält, Bobby allein sein möchte und so fort. Wenn ein und dieselbe Krankheit so unterschiedliche Wirkungen hervorbringt, macht es ganz gewiß wenig Sinn, allein die Krankheit zu behandeln. Es ist deshalb besser, Tommy, Sissy, Johnny, Peter und Bobby zu behandeln und jeden einzelnen von ihnen wieder gesund zu machen – und den Masern einen freundlichen Abschied zu bereiten.

Auch bei Säuglingen kommt es zunächst einmal auf das Verhalten und das Temperament an – ein normalerweise zufriedenes, glückliches, stets lachendes Baby, das aus irgendeinem Grund unruhig ist, bräuchte beispielsweise *Agrimony*. Bei Kleinkindern dagegen, die häufig schreien, ständig schmusen möchten, abends schwer ins Bett zu bringen sind, weil sie nicht allein gelassen werden möchten, und unentwegt die Aufmerksamkeit der Mutter brauchen, wäre *Chicory* die richtige Bach-Blüte. *Impatients* wiederum wäre bei reizbaren und ungeduldigen Kindern das geeignete Blütenmittel.

Rescue wirkt allgemein beruhigend und ist daher bei vielen Gelegenheiten hilfreich, besonders bei Schockerlebnissen, großer Angst oder extremer Gereiztheit. Sollte das Problem jedoch fortbestehen, dann konsultieren Sie am besten Ihren Arzt.

In der Kindheit sind innerhalb einer kurzen Zeitspanne außerordentliche Wachstumsschübe und Entwicklungssprünge zu verzeichnen. In Zeiten der großen Umstellung – etwa beim Zahnen, Laufen- und Sprechenlernen, bei der Einschulung und während der Pubertät – ist deshalb *Walnut* vielfach eine Hilfe. Die berüchtigten Wutanfälle, die im Alter von zwei, drei Jahren so häufig auftreten, sind nicht selten eine Folge von Frustration – denn die geistig-seelischen Fähigkeiten des Kindes übersteigen zu diesem Zeitpunkt noch seine körperlichen Möglichkeiten.

Natürlich müssen Sie stets das individuelle Temperament und die Persönlichkeit des Kindes in Betracht ziehen, aber grundsätzlich gilt, daß bei Wutausbrüchen und Trotzreaktionen *Holly* hilfreich ist, bei wachstumsbedingten Anpassungsschwierigkeiten *Walnut,* bei Intoleranz *Beech,* bei Reizbarkeit und Ungeduld *Impatiens,* und bei Verspanntheit und Frustration *Vervain.*

Es gibt freilich noch viele andere Situationen, in denen die Bach-Blüten nützlich sein können. Der erste Schultag ebenso wie ein Schulwechsel ist nicht selten eine traumatische Erfahrung. Bei solchen Anlässen sollten Sie Ihrem Kind *Rescue* geben und dazu *Walnut* als Anpassungshilfe. Natürlich können Sie je nach den spezifischen Bedürfnissen des einzelnen Kindes auch noch weitere Blütenessenzen verabreichen, beispielsweise *Larch,* wenn es dem Kind an Selbstvertrauen mangelt. Bei Alpträumen ist *Rock Rose* hilfreich (manchmal auch *Rescue,* da es *Rock Rose* enthält) und *Honeysuckle,* wenn die Angstträume durch eine häufig wiederkehrende angsterregende Erinnerung ausgelöst werden. Eine schwierige Zeit durchläuft ein Kind auch immer dann, wenn ein neues Brüderchen oder Schwesterchen ankommt. Einige Kinder gewöhnen sich sehr rasch an den neuen Zustand und akzeptieren den Familienzuwachs völlig problemlos, andere jedoch reagieren eifersüchtig oder fühlen sich bedroht und ungeliebt, wenn sie feststellen, daß das kleine Bündel, daß die Mutter ständig im Arm hält, für immer dableiben wird. *Holly* wäre bei Eifersucht angezeigt, *Chicory,* wenn das Kind sich vernachlässigt fühlt, und *Willow,* wenn es auf das Neugeborene aggressiv oder beleidigt reagiert.

Die nächste schwierige Phase im Leben des Kindes ist die Pubertät, eine Zeit tiefgreifender Veränderungen. *Walnut* kann die in dieser Periode notwendigen Umstellungen erleichtern, während *Crab Apple* Gefühle der Peinlichkeit besänftigt, die häufig mit den körperlichen Veränderungen einhergehen. *Crab Apple* kann man auch äußerlich anwenden, wenn der oder die Heranwachsende unter Hautproblemen leidet (geben Sie zwei Tropfen davon auf einen Eierbecher Wasser und tupfen Sie die Flüssigkeit dann auf, nachdem Sie die betreffenden Körperbereiche zuvor gereinigt haben).

In dieser Zeit des Heranwachsens leiden Kinder häufig unter negativen Stimmungen; ihre Bedürfnisse, Wünsche und Emotionen sind in dieser Zeit oft ziemlich konfus. Wenn die Gemütszustände, die in diesen Jahren vorherrschend sind, mit den entsprechenden Blütenmitteln behandelt werden, so wird die Belastung, die die Pubertät für ein Kind darstellt, ein wenig gemindert.

Während wir heranwachsen, sammeln wir Erfahrungen, und diese Erfahrungen verschmelzen mit unserem ursprünglichen Wesen zu unserem Erwachsenencharakter. Wenn wir dann allmählich älter werden, werden uns die zahllosen Hürden, die das Leben bereithält, immer deutlicher bewußt, und jedes Problem, mit dem wir uns auseinandersetzen, lehrt uns zugleich auch etwas über uns selbst. Diese Kämpfe und Enttäuschungen des Lebens stehen häufig Heilungsprozessen im Weg. Nehmen wir in solchen Situationen dann eine oder auch mehrere der Bach-Blütenessenzen ein, so müssen wir bisweilen feststellen, daß sich in uns eine Art Barriere aufgebaut hat, die die Blüten zunächst überwinden müssen. Kinder dagegen haben diese Barriere noch nicht entwickelt, und sie erholen sich deshalb meistens sehr viel rascher als Erwachsene. Ganz sicher haben auch Sie schon mal ein glücklich spielendes Kind gesehen, dessen Gesicht noch ganz mit Masern- oder Windpockenpusteln übersät war. Kinder reagieren daher sehr positiv auf die Blütenmittel und brauchen in der Regel nur wenige Anwendungen, um wieder »sie selbst« zu werden.

Mütter haben bisweilen Schwierigkeiten, ihre eigenen, aber auch die Bedürfnisse ihrer Kinder richtig einzuschätzen. Die folgenden Hinweise mögen in diesem Zusammenhang hilfreich sein:

Agrimony: Wenn wir uns durch Lärm oder Geplauder gestört fühlen oder unter Schmerzen leiden.

Impatiens: Wenn wir es eilig haben und das Kind herumtrödelt. Diese Bach-Blüte hilft, der Versuchung zu widerstehen, lieber alles selbst für den kleinen Trödler zu tun als zuzusehen, wie das Kleine die Dinge mühsam und entsprechend langsam auf die Reihe bringt. Sie schenkt uns jene grenzenlose Geduld, derer wir stets bedürfen.

Hornbeam: In Zeiten, da wir das Gefühl haben, daß wir unseren zahllosen Aufgaben nicht mehr gewachsen sind und schon beim bloßen Gedanken an unsere Pflichten eine bleierne Müdigkeit verspüren.

Cherry Plum: Wenn wir unsere Wut am liebsten an unserem Kind auslassen würden, weil wir am Ende unserer Geduld angelangt sind. In Situationen, in denen wir denken: »Jetzt reicht's.«

Elm: Wenn man den Eindruck hat, trotz besten Bemühens keine gute Mutter zu sein, und daran zweifelt, diese Aufgabe angemessen zu erfüllen.

Die Bedürfnisse eines Kindes verändern sich im Prozeß des Heranwachsens unentwegt:

Nach der Geburt: *Star of Bethlehem* gegen den Schock, den die Geburt für so ein kleines Wesen darstellt. Außerdem *Agrimony* zur Beruhigung oder einfach *Rescue*.

Bei ganz kleinen Säuglingen: *Walnut* (zur besseren Anpassung); *Star of Bethlehem* wegen der vielen ungewohnten Geräusche, durch die ein Neugeborenes irritiert wird.

Beim Zahnen: *Crab Apple* (Reiniger); *Impatiens* (gegen Reizbarkeit und Nervosität); *Walnut* zur Unterstützung in dieser Zeit der Veränderungen.

Gegen Wutausbrüche: *Impatiens, Holly.*

Bei Schüchternheit und »Anklammern«: *Chicory, Mimulus, Larch.*

Bei Angst vor der Dunkelheit oder davor, von der Mutter allein gelassen zu werden, Angst vor Tieren etc.: *Mimulus, Aspen.*

Kleine Raufbolde werden durch *Beech, Holly* und *Vine* besänftigt.

Gegen kindliche Schlaflosigkeit und Zappeligkeit hilft *Vervain*.

Schläfrige und apathische Kinder brauchen *Clematis*.

Während der ersten Schultage: *Walnut, Honeysuckle, Mimulus, Olive* (die meisten Kinder leiden in dieser Phase unter Erschöpfungszuständen).

Eine differenzierte und regelmäßige Anwendung der Bach-Blütenessenzen hilft der Mutter, geduldig, vertrauensvoll und tolerant mit ihren Kindern umzugehen, und den Kleinen, zu glücklichen, lebendigen und hilfsbereiten Menschen heranzuwachsen, die allen neuen Erfahrungen und der Welt überhaupt voll Selbstvertrauen und Freundlichkeit gegenüberstehen.

Die Bach-Blüten für Tiere und Pflanzen

Tiere

Genau wie Kinder reagieren auch Tiere im allgemeinen äußerst positiv auf die Bach-Blüten. Entscheidend sind auch hier für die Auswahl der notwendigen Blütenmittel das Temperament des betreffenden Tieres, seine vorherrschende Stimmung und sein Charakter. Manche Hunde blaffen regelmäßig Passanten an, dies kann jedoch ganz verschiedene Gründe haben. Der eine oder andere bellt vielleicht, weil er Angst hat (*Mimulus* oder *Rock Rose*), wieder andere, weil sie mißtrauisch sind *(Holly)* und ihr Herrchen schützen möchten, noch andere, weil sie ihr Territorium verteidigen oder ihre Dominanz unter Beweis stellen wollen *(Vine)*. Und sicherlich gibt es auch welche, die vielleicht aus reiner Bösartigkeit bellen und knurren; auch in diesem Fall wäre *Holly* hilfreich. Ein Hund kann aber auch der Aggressivität eines anderen Hundes ausgesetzt sein und bräuchte dann eine *Centaury-Mimulus*-Mischung.

Wenn ein Tier krank ist, verändert sich häufig seine Stimmung. Für ein Tier, das Sie aus traurigen Augen ansieht, in denen zu lesen steht: »Hab Mitleid mit mir, ich fühle mich elend«, ist *Willow* die passende Blütenessenz. Schläfrigkeit und Apathie verlangen nach *Clematis* und *Wild Rose*. Bei Reizbarkeit hilft *Impatiens*, bei Aggressivität *Holly* (und *Vine*, wenn die Aggressivität und das Dominanzstreben ein Dauerzustand sind).

Genau wie wir Menschen sind auch Tiere Individuen und sollten deshalb auch als solche behandelt werden, obwohl bei manchen Gattungen oder Züchtungen die gemeinsamen Züge sehr ausgeprägt sind. So sind beispielsweise Katzen häufig *Water Violet*-Typen (stolz und unabhängig), und dennoch hat jedes einzelne dieser Tiere ein ganz besonderes Temperament.

Rescue ist bei Tieren stets ein nützlicher Bestandteil der Blütenmischung, weil so häufig Schock oder Angst die Ursache ihres Unwohlseins sind. Die Dosierung ist die gleiche wie beim Menschen, nämlich: 4 Tropfen *Rescue* auf je 2 Tropfen der anderen Blütenkonzentrate. Die Blütenmittel können auch in Wasser verdünnt oder in ein Fläschchen gegeben und dann über den ganzen Tag verteilt verabreicht werden. Sie können aber auch einfach in das Trinkwasser oder das Futter des Tieres gegeben oder auf ein Plätzchen geträufelt werden. Bei größeren Tieren, beispielsweise Pferden, empfehlen sich 10 Tropfen Blütenkonzentrat auf einen Eimer Wasser oder 4 Tropfen auf einen Würfel Zucker. Versuchen Sie, die Tropfen so häufig wie möglich zu verabreichen, mindestens aber viermal täglich.

Pflanzen

Mit der Gesundheit und dem Wohlbefinden der Pflanzen befassen sich im allgemeinen nur Gartenhandbücher, und die Idee einer »medizinischen« – besonders »emotionalen« – Behandlung der Pflanzen mutet vielleicht zunächst ein wenig seltsam – oder exzentrisch – an. Aber wie alle Lebewesen sind auch die Pflanzen Bestandteil der Natur und haben deshalb eine innere Lebenskraft, die sehr wohl auf die heilenden Energien der Natur anspricht.

Zwar werden im allgemeinen die für Menschen bestimmten Arzneien aus Pflanzen hergestellt, aber die Pflanzen können sich auch gegenseitig »helfen«. Denn wer gibt, dem wird gegeben werden. Jeder, der irgendwann mit Garten- oder Zimmerpflanzen zu tun gehabt hat, hat schon einmal traurig herabhängende Blätter gesehen oder eine mit einer Krankheit kämpfenden Pflanze. Ganz sicher (es sei denn, Sie wären ein begnadeter Gärtner) sind Ihnen auch schon mal Pflanzen untergekommen, die nach dem Umtopfen oder -pflanzen vor sich hin kümmerten und offenbar den neuen Boden oder die andere Umgebung nicht vertrugen oder durch die Umstellung eine Art Schock erlitten und infolgedessen ihre natürliche Widerstandskraft eingebüßt hatten. Die Bach-Blüten können in solchen Fällen sehr hilfreich sein, und dafür gibt es zahlreiche Belege.

Die Behandlung von Pflanzen mit Bach-Blütenessenzen mag auf den ersten Blick etwas schwierig und ungewöhnlich erscheinen. Schließlich kann man sie nicht befragen oder von ihnen erwarten, daß sie wie Menschen ihre Gefühle zum Ausdruck bringen. Dennoch künden sie durch ihr Erscheinungsbild von ihrem Zustand, und deshalb sollten Sie Ihre Heilmittelauswahl an diesem Selbstausdruck orientieren. Eine Pflanze, die sehr ermattet und leidend wirkt, braucht z. B. *Willow*. Ein Gewächs, das einen hoffnungslosen Eindruck erweckt und kurz vor dem Absterben zu stehen scheint, könnte sich durch *Gorse*, und falls Krankheitssymptome zu erkennen sind, zusätzlich durch *Crab Apple* wiederbeleben lassen. Wenn Sie eine Pflanze umtopfen, verpflanzen oder Ableger nehmen, sollten Sie *Walnut* hinzugeben (erleichtert die Umstellung) und *Star of Bethlehem* (zur Linderung des Schocks) sowie die sonstigen Essenzen, die nach Ihrer Meinung notwendig sind. Pflanzen, die an dunklen Standorten stehen und unter großem Energieaufwand dem Licht entgegengewachsen sind, brauchen *Olive*, damit sie ihre verlorenen Energien zurückgewinnen. Und natürlich ist bei Traumata, Schock- und Angsterlebnissen *Rescue* stets zu empfehlen.

Am leichtesten können Sie den Pflanzen die Wirkstoffe zuführen, wenn Sie 10 Tropfen der jeweiligen Blütenessenz in eine Gießkanne Wasser geben (dabei ist es egal, ob andere Pflanzen von dem Wasser auch etwas abbekommen – die Essenzen können nur helfen!). Im allgemeinen empfiehlt es sich jedoch 2 Tropfen Blütenkonzentrat (oder 4 Tropfen *Rescue*) in die für eine Pflanze bestimmte Wassermenge zu träufeln. Hüten Sie sich aber vor dem

Übergießen, denn andernfalls erzeugen Sie nur weitere Komplikationen; andererseits läßt sich das Übergießen kurzfristig kaum vermeiden, wenn eine Pflanze häufig Blütenessenzen braucht. Dieses Problem läßt sich jedoch leicht umgehen, wenn Sie die Tropfen täglich in einem Eßlöffel Wasser verabreichen. Auf diese Weise kommt die Pflanze regelmäßig in den Genuß der Blütenmittel, ohne zu feucht zu werden. Außerdem können Sie natürlich auch die Blätter mit einer entsprechenden Verdünnung der Blütenessenzen einsprühen. Dies ist besonders sinnvoll, wenn die Blätter ungesund oder trocken erscheinen. Für dieses Verfahren eignen sich besonders *Rescue* und *Crab Apple*.

IV

Herstellung und Anwendung der Blütenkonzentrate

Wie die Mittel hergestellt werden

Die Zubereitung der Bach-Blütenkonzentrate ist ganz einfach – es bedarf dazu weder einer komplizierten Technik noch einer umfangreichen Ausrüstung. Die Methode ist im Detail in Nora Weeks und Victor Bullens Buch *38 Bach Original Blütenkonzentrate*[1] erklärt, ich werde sie aber dennoch an dieser Stelle kurz erläutern.

Es gibt zwei Methoden; die erste beruht auf der Ausnutzung des Sonnenlichts, für die zweite wird kochendes Quellwasser verwendet. Die von Edward Bach entwickelte Sonnenmethode ist einzigartig und funktioniert folgendermaßen: Man verteilt in einer kleinen, mit reinem Quellwasser gefüllten Glasschale Blütenköpfe der ausgewählten Pflanzen auf der Wasseroberfläche. Danach läßt man die Schale drei Stunden lang in der Sonne stehen; in dieser Zeit nimmt das Wasser die Heileigenschaften der Pflanzen auf. Nachdem sie ihre Lebensenergie an das Wasser abgegeben haben, werden die Blütenköpfe entfernt. Das mit der Lebensenergie der Pflanzen geladene Wasser wird dann in Weinbrand (dem von Bach persönlich für diesen Zweck ausgewählten Mittel) konserviert und fortan als Urtinktur bezeichnet.

Edward Bach hat diese Methode im frühen Stadium seiner Entdeckungen entwickelt. Anfangs bereitete er seine Blütenmittel nach dem homöopathischen Verfahren, aber er wollte unbedingt eine Methode kreieren, die für jedermann leicht verständlich ist, damit all jene, die dies wünschen, die Essenzen ohne weiteres selbst herstellen können. Eines Morgens bemerkte er den Tau, der sich auf den Blütenblättern gebildet hatte und im Licht des jungen Morgens funkelte. Bach überlegte, ob wohl die heilenden Schwingungen

---

[1] Nora Weeks und Victor Bullen, *38 Bach Original Blütenkonzentrate:* Die speziellen Potenzierungsmethoden, Neckarsulm: Jungjohann, 1991.

der Blüten infolge der Einwirkung des Sonnenlichtes auf die Tautropfen übergegangen seien. Als er dies bestätigt fand, ging er am nächsten Tag daran, den Tau von den Blüten in kleine Fläschchen zu leiten; so gewann er einige seiner ersten Blütenmittel. Aber er merkte schon bald, daß das Einsammeln des Taus nicht sehr praktisch war und sehr viel Zeit beanspruchte. Nach langem Nachdenken beschloß er deshalb, den Versuch zu wagen und seine eigenen wesentlich größeren »Tautropfen« zu bereiten. Er füllte also eine dünnwandige Glasschale mit dem reinen Wasser einer nahen Quelle. Das war die Geburtsstunde von Bachs einzigartiger Sonnenmethode, und nach diesem Verfahren werden seither zwanzig der Blütenessenzen gewonnen.

Die übrigen achtzehn Bach-Blütenkonzentrate werden durch Aufkochen hergestellt, und die nach diesem Verfahren behandelten Blüten stammen fast alle von Bäumen. Man sammelt kurze Blüten oder Kätzchen tragende Zweiglein, die dann in reinem Quellwasser eine halbe Stunde lang aufgekocht werden; hinterher läßt man die Flüssigkeit dann abkühlen. Nachdem die Zweige mit ihren Blättern und Blüten ihre Heileigenschaften in dem Erhitzungsprozeß an das Wasser abgegeben haben, werden sie entfernt. Diese Methode hat eine gewisse Ähnlichkeit mit der homöopathischen Heilmittelbereitung, aber Dr. Bach war davon überzeugt, daß sich mit Hilfe dieses Verfahrens die Lebensenergie dieser achtzehn Pflanzen am besten extrahieren lasse.

In einem nächsten Schritt wird dann die Urtinktur noch einmal mit Weinbrand verdünnt. Die so gewonnene Flüssigkeit wird als *Blütenkonzentrat (Stock Remedy)* bezeichnet. Obwohl es sich dabei um eine Verdünnung der ursprünglichen Tinktur handelt, gilt diese Flüssigkeit weiterhin als Konzentrat, weil sie vor der Verwendung erneut verdünnt werden muß.

Das auch als *Mount Vernon* bekannte *Bach Centre,* wo Edward Bach seit 1934 lebte, ist zur Keimzelle seiner außerordentlichen Wirkung geworden. Die Kuratoren seines Werks haben hier seither mit großer Liebe und in Übereinstimmung mit den von Bach selbst hinterlassenen Vorschriften die von ihm entdeckten Blütenkonzentrate hergestellt. Das *Bach Centre* ist in einem kleinen bescheidenen Haus beherbergt, das inmitten eines malerischen Dorfes in Oxfordshire liegt. Wie sich die von Dr. Bach entwickelte Therapie im Laufe der Jahre immer weiter ausgebreitet hat, kann man in *The Story of Mount Vernon*[1] nachlesen. Dort wird beschrieben, wie Nora Weeks und Victor Bullen auf Dr. Bachs ausdrücklichen Wunsch dessen Lebenswerk unbeirrbar fortgeführt haben. Als Bach sich in *Mount Vernon* niederließ, hatte er gerade die Hälfte seiner 38 Blüten entdeckt. Und in den ihm noch verbleibenden zweieinhalb Lebensjahren, die er in diesem Dorf verbrachte, fand er im näheren Umkreis von Mount Vernon die letzten 19 Blütenpflanzen. Zu seiner Freude hatte er auch die ersten 19 Pflanzen (mit Ausnahme von *Olive* und *Vine*) in der englischen Landschaft entdeckt, und noch heute werden viele der Blütenkonzentrate aus Pflanzen hergestellt, die an den ursprünglich von Edward Bach entdeckten Standorten gesammelt werden.

Zubereiten einer Mischung

Alle Bach-Blüten sind einzeln als *Original Bach-Blütenkonzentrate (Stock Remedies)* zu kaufen (Bezugsquellen siehe Anhang). Diese Konzentrate werden in Weinbrand konserviert und sind deshalb unbegrenzt haltbar. Aus diesen Blütenkonzentraten werden dann die Mischungen zur Einnahme hergestellt.

Wie man die Blütenmittel dosiert, ist weitgehend eine Frage persönlicher Vorliebe. Denn die Bach-Blütenessenzen sind völlig ungefährlich; man kann sie also auch nicht überdosieren. Selbst wenn Sie also eine unnötig hohe Dosis eines Blütenmittels einnehmen, so hat dies keine negativen Folgen. Wenn Sie einmal verstanden haben, wie die Urtinkturen bereitet werden, dann wissen Sie auch, daß darin keine Pflanzenteile enthalten sind. Und da alle Bach-Blütenkonzentrate völlig ungiftig sind, enthalten sie auch keine Bestandteile, die irgendwelche negativen Reaktionen auslösen könnten. Eines jedoch sollte an dieser Stelle noch erwähnt werden, und das ist der Konservierungsstoff Weinbrand. Wie Sie im

---

1 Judy Howard, *The Story of Mount Vernon* (Veröffentlichung des englischen *Bach Centre*, liegt nicht in deutscher Sprache vor).

folgenden noch sehen werden, werden für die Bereitung der Einnahmemischung nur sehr geringe Mengen der betreffenden Blütenkonzentrate verwendet, es gibt jedoch Menschen, die sogar solche geringe Mengen Alkohol nicht vertragen oder aus religiösen Gründen überhaupt keinen Alkohol zu sich nehmen dürfen. Wenn Sie für andere eine Blütenmischung bereiten, sollten Sie dies stets berücksichtigen.

Es gibt zwei Verfahren die Bach-Blütenkonzentrate zur Einnahme zuzubereiten. Man gibt die Tropfen entweder in ein Glas Wasser, aus dem man dann in gewissen Abständen einen Schluck trinkt. Diese Methode hat sich besonders in Notfällen und bei vorübergehenden Stimmungszuständen bewährt. Man kann die Mischung aber auch in ein Fläschchen abfüllen, was sich bei der Behandlung langwieriger und tiefsitzender Probleme empfiehlt.

Ein solches Fläschchen sollte 30 ml Fassungsvermögen haben und über eine Pipette oder einen Tropfenzähler verfügen. Falls Sie ein solches 30-ml-Fläschchen nicht bekommen können, so tut es auch ein etwas kleineres. In den meisten Apotheken sind solche Fläschchen erhältlich. Sie brauchen auch ein wenig stilles Quellwasser, das Sie im Reformhaus – oder sogar im Supermarkt – kaufen können. Sorgen Sie dafür, daß das Fläschchen absolut sauber und steril ist, und geben Sie dann von den Blütenkonzentraten, die Sie ausgewählt haben, je zwei Tropfen in das Fläschchen. Füllen Sie nun das Fläschchen mit Quellwasser auf, bringen Sie dann den Tropfenzähler an und verschließen Sie das Behältnis. In diesem Fläschchen ist nun Ihre persönliche Bach-Blütenmischung enthalten. Nehmen Sie davon mindestens viermal täglich vier Tropfen ein. Dies ist die Minimaldosis, doch können Sie gegebenenfalls bei akuten Stimmungszuständen die Tropfen auch häufiger einnehmen. Quellwasser sollten Sie deshalb zur Bereitung Ihrer persönlichen Mischung verwenden, weil diese dann mindestens zwei bis drei Wochen haltbar bleibt. In Flaschen abgefüllte Wasser bleiben meistens eine Weile – das heißt während der gesamten Dauer der Behandlung – frisch. Leitungswasser hingegen verliert meist rasch an Qualität und wird brackig. Sollten Sie jedoch aus irgendeinem Grund gerade kein auf Flaschen abgefülltes Wasser bekommen, dann können Sie notfalls auch – möglichst gefiltertes – Leitungswasser verwenden. In diesem Fall ist es jedoch ratsam, einen Teelöffel Weinbrand oder sonstigen hochprozentigen Alkohol zu dem Inhalt des Fläschchens hinzuzugeben, damit das Wasser seine Frische nicht einbüßt. Ein wenig Weinbrand sollten Sie auch bei der Verwendung von Flaschenwasser der Mischung hinzufügen, falls Sie Ihr Einnahmefläschchen aus irgendeinem Grund an einem warmen Ort aufbewahren oder falls Sie in einem warmen Klima leben. Wenn irgend möglich sollten Sie Ihre persönliche Mischung am besten im Eisschrank aufbewahren.

Sie können die Tropfen direkt aus der Pipette auf die Zunge tropfen lassen oder sie in ein wenig Wasser geben, wenn Ihnen das lieber ist. Sie können Sie sogar in eine Tasse Tee oder in andere Getränke geben, sollte Ihnen das mehr entgegenkommen. Belassen Sie die Mischung dann ein, zwei Sekunden lang in Ihrem Mund, bevor Sie sie herunterschlucken, und visualisieren Sie dabei die positive Energie, die Sie wie einen frischen Atemzug in sich aufnehmen.

Versuchen Sie möglichst, mit maximal sechs verschiedenen Blütenessenzen auszukommen. Diese Selbstbeschränkung wird Ihnen nicht deshalb abverlangt, weil die verschiedenen Bach-Blüten sich gegenseitig blockieren oder in größerer Zahl etwa irgendwelche Schäden anrichten würden, sondern ganz einfach, weil zu viele verschiedene Blütenmittel Ihren wahren Zustand eher vernebeln und ihre jeweilige Aufgabe unter solchen Umständen nicht mehr optimal erfüllen können. Aber auch in diesem Zusammenhang gilt: Jeder von uns ist ein Individuum und hat seine ganz persönlichen Bedürfnisse. Manchmal sind nur ein oder zwei Blüten notwendig. Ist dies der Fall, dann sollten Sie sich auch wirklich auf diese beiden Blütenmittel beschränken. Bei andern Gelegenheiten können jedoch sieben oder acht der Blütenessenzen nötig sein, und ist dies tatsächlich der Fall, dann ist es besser, sie alle einzunehmen, als eine wichtige Blüte wegzulassen, weil dies zu Lasten der vollständigen Heilung gehen könnte. Stellen sich nach einiger Zeit jedoch die ersten Anzeichen einer Besserung ein, dann können Sie durchaus auf einige Blütenkonzentrate verzichten, sofern sie ihre Aufgabe erfüllt haben und nicht mehr erforderlich sind. Sollten im Lauf der Behandlung andere Stimmungszustände die Oberhand gewinnen, dann ist es ratsam, die Mischung um die entsprechende Blüte zu ergänzen. Diese Situation ist gar nicht so selten, weil bei fortschreitender Behandlung ein Reinigungsprozeß stattfindet, so daß lange unterdrückte und folglich nicht wahrgenommene Emotionen an die Oberfläche gelangen können. Auch das Wasser in einem morastigen Tümpel kann durchaus klar und rein erscheinen. Möchte man den Schlick und den Unrat, der sich am Boden eines solchen Gewässers abgesetzt hat, jedoch entfernen, muß man das Wasser aufwühlen, so daß es kurzzeitig sogar schmutzig erscheint. Anders ist es nicht möglich, den Bodensatz und Unrat an die Oberfläche zu holen und zu entsorgen.

Manche Leute ziehen es auch vor, direkt von dem Blütenkonzentrat ein paar Tropfen in ein Glas Wasser zu geben. Dies ist in Notfällen durchaus sinnvoll oder bei kurzlebigen Stimmungen, die nicht Ausdruck tiefsitzender emotionaler Probleme sind. In solchen Fällen brauchen Sie nicht eigens ein ganzes Fläschchen anzurichten, es reicht auch, wenn Sie je zwei Tropfen von jedem der benötigten Konzentrate in ein Glas Wasser beliebiger Größe geben. Den Inhalt dieses Glases sollten Sie dann in Intervallen trinken, bis die betreffende Stimmung verschwunden ist. Auch eine Langzeitbehandlung kann natürlich auf diese Weise durchgeführt werden. Eine nach diesem Verfahren zubereitete Blütenmischung behält ihre Wirkkraft einen ganzen Tag lang. Doch diese Methode ist nicht ganz so ökonomisch, da man die Mischung täglich, manchmal sogar stündlich neu zubereiten muß, während ein Einnahmefläschchen häufig für ein paar Tage oder sogar Wochen eine bequeme Dosierung gestattet. Da man die Bach-Blütenessenzen nicht überdosieren kann, ist es ganz dem einzelnen überlassen, welches Zubereitungsverfahren er oder sie vorzieht.

Für welche der beiden Methoden Sie sich aber auch entscheiden, nehmen Sie auf jeden Fall gleich morgens nach dem Aufstehen die erste Dosis und abends vor dem Schlafengehen die letzte. Sie können die Mischung aber auch direkt neben Ihrem Bett bereitstellen, falls Sie dazu neigen, nachts ein- oder mehrmals aufzuwachen.

Säuglingen können Sie die verdünnten Bach-Blüten auch zusammen mit dem Essen oder in einem Fläschen Fruchtsaft einflößen, oder aber Sie verabreichen ihnen die Blütenmittel per Teelöffel.

Wird ein Säugling nur gestillt, so kann die Mutter, wenn sie die Blütenkonzentrate selbst einnimmt, deren Wirkung über die Milch auf das Kind übertragen. Aber natürlich dauert es eine Weile, bis sich in der Brust neue Milch gebildet hat, in dringenden Fällen ist es deshalb ratsam, dem Baby die verdünnten Tropfen mit einem Teelöffel einzuflößen.

Wie bereits an anderer Stelle erwähnt, handelt es sich bei *Rescue* um ein fertiggemischtes Blütenkonzentrat. Aus diesem Grund nimmt man statt der sonst üblichen zwei von diesem Mittel vier Tropfen ein. Zubereitet wird die Einnahmemischung ansonsten genauso wie die übrigen Bach-Blüten. Natürlich können Sie *Rescue* gegebenenfalls auch mit anderen Blütenessenzen mischen. Weil aber *Rescue* eigentlich nur für Notfälle gedacht ist, empfiehlt es sich, vier Tropfen davon in ein Glas oder eine Tasse Wasser zu geben und die Flüssigkeit dann Schluck für Schluck zu trinken, bis eine Besserung des Befindens eintritt oder der Schock- oder Panikzustand allmählich nachläßt. Sollte aus irgendeinem Grund gerade weder Wasser noch eine andere Flüssigkeit zur Verfügung stehen – etwa beim Einkaufen oder während eines Spaziergangs –, dann können Sie auch vier Tropfen des Konzentrats direkt aus der Flasche einnehmen. Vergessen Sie jedoch nicht, daß die Bach-Blütenessenzen in Weinbrand konserviert werden und daß die Tropfen deshalb möglicherweise auf der Zunge brennen. Sie können *Rescue* aber auch auf die Lippen, die Schläfen, die inneren Handgelenke und hinter den Ohren auftragen, falls eine orale Einnahme unmöglich ist, auch in diesem Fall wird Ihnen Hilfe zuteil.

Rescue sowie andere geeignete Bach-Blüten können im übrigen bei äußerlicher Anwendung ebenfalls Linderung verschaffen. Ein paar Tropfen *Rescue* lassen z. B. bei leichteren Verbrennungen die Schmerzen rasch abklingen. Sie können die Tropfen aber auch ohne weiteres in lauwarmes Wasser geben und dann den betroffenen Körperbereich darin baden. Auch *Rescue*-Creme wirkt schmerzlindernd und heilend und läßt sich bei den verschiedensten Anlässen äußerlich anwenden, etwa bei Brennesseljucken oder auch bei einer Massage.

Wie wirken die Bach-Blüten?

Wir wissen nun, wie die Blütenkonzentrate zubereitet werden. Weiter vorne haben wir bereits erfahren, daß in den einzelnen Bach-Blüten keinerlei Pflanzenrückstände vorhanden sind und daß wir folglich damit auch keine materiellen Bestandteile der jeweiligen Blüten zu uns nehmen. Es ist deshalb nicht immer ganz einfach zu verstehen, wie die Blütenessenzen eigentlich wirken. Und dieser Punkt gibt immer wieder Anlaß zu Fragen.

Zunächst einmal müssen wir uns klarmachen, daß Energie eine Lebenskraft ist, welche die ganze Natur und auch uns selbst umfaßt. Die in einer Blüte enthaltene Heilenergie kann man deshalb auch als Ausdruck der Lebenskraft der betreffenden Pflanze betrachten – ja als Seele oder Geist der Pflanze. Und weil dieser Geist eine eigene Art von Dasein hat, genau wie auch unsere Seele und unser Geist, deshalb ist er unverletzlich und unzerstörbar.

Alles im Leben hat seinen Zweck – von den einfachsten bis hin zu den höchstentwickelten Formen, von denen jede einzelne im großen Spiel des Lebens eine bestimmte Rolle zu erfüllen hat. Auch die Pflanzen dienen vielfältigen Zwecken: Einige sind uns zur Nahrung bestimmt, andere bieten Parasiten einen Lebensunterhalt, wieder andere befruchten den Boden und stellen Sauerstoff bereit. Und bestimmte Pflanzen besitzen Heileigenschaften. Die meisten Heilkräuterpräparate bestehen entweder aus dem extrahierten Öl, den getrockneten Blättern oder Wurzeln der betreffenden Pflanzen. Die Bach-Blütenessenzen dagegen sind Extrakte der – unkörperlichen und deshalb abstrakten – *heilenden* Lebenskraft der jeweiligen Pflanzen. Diese Lebensenergie läßt sich allerdings nicht wie ein chemischer Stoff messen oder analysieren, und folglich läßt sich diese Wirkkraft auch nicht näher wissenschaftlich bestimmen. Wenn wir versuchen würden, diese Heilkräfte wissenschaftlich nachzuweisen, so wäre das etwa so, als wollten wir wissenschaftlich den Grund dafür angeben, warum eine bestimmte Musik uns innerlich berührt oder weshalb uns vielleicht das Meer friedvoll stimmt. Solche Phänomene lassen sich nicht analytisch in ihre Bestandteile zerlegen, und dennoch existieren sie. Und das gleiche gilt für die Bach-Blüten. Ihre Heilenergie bewirkt ganz einfach eine Beschleunigung unserer Schwingungen und hebt so geistige Blockaden auf, so daß wir das Leben wieder positiver sehen können. Und kehrt dann die innere Kraft und Harmonie zurück, können die natürlichen Heilungsprozesse des Körpers wirksam werden.

Die Blütenmittel helfen uns also dabei, uns selbst zu helfen. Betrachten Sie sie daher nicht so sehr als Medizin, sondern als Teil Ihres Lebens – als Teil Ihrer selbst. Und nehmen Sie sie, wann immer Sie ein Bedürfnis danach verspüren, so wie Sie etwas essen, wenn Sie hungrig sind, oder etwas trinken, wenn Sie durstig sind. Wenn Sie Angst haben, dann nehmen Sie *Mimulus*. Sind Sie ungeduldig, dann nehmen Sie *Impatiens*. So einfach ist das.

Einnahmedauer

Häufig fragen Menschen, wie lange man die Bach-Blüten denn einnehmen müsse und nach welcher Behandlungsdauer man Besserung erwarten dürfe. Auf diese Frage gibt es keine pauschale Antwort, weil jeder Mensch ebenso einzigartig ist wie jede einzelne Situation. Jeder von uns geht ein wenig anders an die Dinge heran als alle anderen, und deshalb gilt es viele Aspekte zu berücksichtigen. Im allgemeinen jedoch läßt sich sagen, daß vorübergehende Stimmungs- und Gefühlszustände, die plötzlich und erst vor kurzem akut geworden sind, sich relativ rasch beheben lassen. Vielleicht bedarf es dazu sogar nur einiger weniger Dosierungen. Bei tiefsitzenden Problemen jedoch, die sich im Laufe von Monaten, Jahren oder sogar Jahrzehnten entwickelt haben, erfolgt die Heilung ganz allmählich und braucht deshalb natürlich länger.

Häufig stellt man erst im nachhinein fest, daß eine Besserung stattgefunden hat. Und weil die Blütenessenzen so subtil und unterschwellig wirken, bemerken wir manchmal den entsprechenden Stimmungsumschwung zunächst gar nicht. Unser wahres Selbst kommt ganz allmählich wieder zum Vorschein, das so angenehme innere Wohlbehagen kehrt zurück. Das ist ein ganz natürlicher Vorgang, an dem nichts Ungewöhnliches auffällt. Schließlich sind es die negativen Gefühle – die Niedergeschlagenheit, die Angst oder Wut –, was so unnatürlich erscheint. Die positiven Wesensmerkmale, die wir wieder zur Geltung bringen möchten – Vertrauen, Mut, Ausgeglichenheit, Freude –, sie sind ja bereits ganz natürlich in uns angelegt. Es geht also gleichsam um eine Art Wiedererwachen – dabei werden wir nicht zu anderen Menschen, sondern im Gegenteil: wir werden wieder wir selbst.

Die Antwort liegt deshalb bereits in uns selbst, wir können jedoch unseren eigenen Heilungsprozeß durch positive Gedanken unterstützen. Und auch wenn dies zunächst schwierig erscheinen mag, die Bach-Blütenessenzen helfen uns, optimistisch zu sein, und stimmen uns so hoffnungsvoll und zuversichtlich. Gesundheitliche Beschwerden könnte man mit einer Treppe vergleichen. Je länger und intensiver das betreffende Leiden uns bereits plagt, um so länger und steiler ist auch die Treppe. Wenn wir dann jedoch anfangen, die Blüten einzunehmen, steigen wir allmählich Stufe um Stufe hinauf, bis wir schließlich oben angekommen sind. Wir können die Stufen langsam hinaufgehen oder auch eilig -hüpfen. Unterwegs können wir beliebig oft anhalten, um zu verschnaufen. Jeder wird die Treppe auf die ihm eigene Art hinaufgehen, aber wie wir im einzelnen auch vorgehen, wir dürfen die Richtung nicht aus den Augen verlieren. Es gibt deshalb Blütenmittel, die uns helfen, wenn wir unseren Weg verlieren oder uns plötzlich in die falsche Richtung bewegen oder wenn wir unsicher sind und Angst vor dem nächsten Schritt haben.

Das Leben ist voll – angenehmer und unangenehmer – Veränderungen, aber wann immer wir auf ein Hindernis stoßen, so hat dies den Zweck, unsere Erfahrung zu vertiefen und uns die Augen für unser Leben auf eine neue Weise zu öffnen. Aus jeder Erfahrung können wir etwas lernen – Gutes oder Schlechtes, und immer besteht die Möglichkeit, aus Erlebnissen Gewinn zu ziehen. Egal wie negativ eine Situation auch sein mag, sie enthält immer auch einen positiven Aspekt, den es zu berücksichtigen gilt. Wenn wir unter irgendeiner Krankheit gelitten haben, dann liegt es ganz bei uns, in Zukunft auf die entsprechenden Warnsignale achtzugeben und unseren Zustand wieder ins Gleichgewicht zu bringen, bevor wir von neuem zu leiden haben. Und *das* ist die Lektion, die wir lernen sollen. Die Bach-Blüten haben den Zweck, uns zu helfen und uns anzuleiten, aber die Heilung selbst kommt von innen.

V
Antworten des *Bach Centre* auf häufig gestellte Fragen

Das *Bach Centre* in England

Mount Vernon, ein kleines unauffälliges Haus mit Garten, ist Tausenden von Menschen in der ganzen Welt als das *Bach Centre* bekannt. Das Anwesen liegt in einem malerischen kleinen Städtchen im Themsetal, etwa zehn Meilen südlich von Oxford. Hier verbrachte der Arzt, Homöopath und Bakteriologe Edward Bach seine letzten Lebensjahre. Hier vollendete er sein Lebenswerk und fand in der Umgebung die letzten der 38 Blütenpflanzen, mit denen sein Name unauflöslich verbunden ist.

Bachs erste Mitarbeiter waren Nora Weeks und Victor Bullen, die sich von Anfang an mit all ihrer Energie der Entwicklung der Bach-Blütentherapie widmeten. Nora selbst war Röntgenassistentin. Sie hatte Dr. Bach in einem Londoner Hospital kennengelernt und dort oft mit ihm zusammengearbeitet. Sie war fasziniert von seiner offenen und ehrlichen Art, von seinem unbeirrbaren Bestreben, allen kranken Menschen zu helfen und von seiner einfühlsamen Art, mit den Patienten umzugehen. Und als Dr. Bach sie dann bat, ihn bei seiner Forschungsarbeit zu unterstützten, zögerte sie nicht lange und gab ihre Stellung auf, wie auch Edward Bach seine gutgehende Praxis in der Harley Street in London auflöste, um sich fortan nur noch seinem eigentlichen Lebensziel zu widmen: der Erforschung jener natürlichen Heilsubstanzen, die im Herzen der Natur verborgen liegen.

Nora war von Anfang an Edward Bachs engste Mitarbeiterin – zugleich war sie jedoch wesentlich mehr als seine Assistentin: sie war ihm Vertraute, rechte Hand, eine Mitarbeiterin, auf die er voll und ganz zählen konnte und die ihn während seiner letzten vier Lebensjahre, als er ganz in der Vollendung seines Lebenswerks aufging, versorgte und alle Dinge von ihm fernhielt, die ihn hätten belasten können.

An dieser Stelle sei noch einmal auf ihr Engagement hingewiesen und auf die Wertschätzung, die sie Dr. Bach entgegengebracht hat. Ohne sie, die das Rückgrat seiner Arbeit bildete, und ohne ihre niemals nachlassende Unterstützung hätte Edward Bach sein Werk nicht vollenden können. Denn seine Arbeit brachte für ihn erhebliche körperliche und seelische Belastungen mit sich. Edward Bach legte deshalb am Ende seiner Tage sein Lebenswerk in ihre Hände. Nicht lange vor seinem Tod sagte er zu ihr: »Ich habe mein Werk fast vollendet, und ich werde nicht mehr lange bei euch sein.« Und als er die letzte Heilpflanze gefunden hatte, bat er Nora Weeks, dafür Sorge zu tragen, daß das von ihm enwickelte Verfahren der Herstellung der 38 Blütenessenzen künftig unverändert beibehalten werde. Er selbst erklärte das System der Bach-Blüten für vollständig und legte Wert auf die Feststellung, daß die Konzentrate zur Behandlung *aller* bekannten negativen Gemütszustände des Menschen geeignet seien.

Mehr als 40 Jahre lang setzte sich Nora Weeks mit Hilfe von Victor Bullen, einem feinen, humorvollen, musikliebenden und warmherzigen Menschen, unentwegt für die Verbreitung der Bach-Blüten ein. Sie schlug sämtliche der zahlreichen Übernahmeangebote aus, die ihr immer wieder unterbreitet wurden. Sie schützte Edward Bachs Werk vor willkürlichen Entstellungen, wie er ihr aufgetragen hatte. Sie verhinderte alle Versuche, die Herstellungsverfahren zu verändern, wie sie immer wieder von solchen Kreisen unternommen wurden, die die Bach-Blütentherapie nach eigenem Gutdünken ummodellieren wollten.

Nora Weeks starb 1978; bereits einige Jahre früher war Victor ihr vorausgegangen. Zuvor hatten sie die heutigen Kuratoren des Bach-Erbes mit deren verantwortungsvoller Aufgabe vertraut gemacht. Judy Howard und John Ramsell setzten die Arbeit im Geist der von Edward Bach begründeten Tradition fort.

Obwohl das *Bach Centre* auch in den vergangenen Jahren jede Werbung für die Bach-Blütentherapie unterlassen hat, ist das Interesse an dieser Therapie – allein durch Mund-zu-Mund-Propaganda – auffallend gewachsen. Der Versand der Bach-Blüten hat mittlerweile eine Größenordnung erreicht, die es notwendig erscheinen ließ, für den Vertrieb der Bach-Blüten auch im Ausland eigene

Distributoren einzusetzen. Bisher nur in den deutschsprachigen Ländern wurden sogar direkte Zweigstellen des englischen *Bach Centre* errichtet. Diese vertreten die Lehre Edward Bachs durch Seminare und Vorträge, informieren über Anwendung und Bezug der Bach-Blütenkonzentrate und vertiefen die Dokumentation und Forschung mit dem Ziel der weiteren Konsolidierung der Bach-Blütentherapie.

Noch immer werden die Muttertinkturen aus Blüten präpariert, die an den von Edward Bach selbst entdeckten, ursprünglichen Standorten gesammelt werden. Über das Wissen um die Herstellung dieser Muttertinkturen verfügt allein das englische *Bach Centre*.

Besucher können das Haus nach Voranmeldung besichtigen, mit Mitarbeitern sprechen und sich eingehend über Dr. Bachs Leben und Werk informieren, wenn sie es wünschen. Sie können aber auch das von Bach selbst gebaute Mobiliar besichtigen und in dem kleinen Empfangssalon, der extra für Besucher eingerichtet worden ist, die Atmosphäre auf sich wirken lassen.

Allgemeine Fragen

Wie lange halten sich die Bach-Blütenkonzentrate?

Grundsätzlich halten sich die Bach-Blüten auf unbegrenzte Zeit. Die Lagerung der Konzentrate in einem Küchen- oder Vorratsschrank ist möglich, achten Sie jedoch darauf, daß die Fläschchen kühl stehen. Sollte nach einiger Zeit ein Bodensatz sichtbar werden, so ist dies völlig harmlos. Wenn es Ihnen nötig erscheint, können Sie die Blütenessenzen aber auch filtern. Notwendig ist das allerdings nicht. Vielleicht interessiert es Sie, daß wir im *Bach Centre* immer noch eine Reihe von Dr. Bachs Originaltinkturen aufbewahren – und daß diese heute noch genauso wirksam sind wie vor vielen Jahren.

Besteht die Möglichkeit, daß weitere Blütenmittel entdeckt werden?

Im Hinblick auf die Bach-Blütenessenzen – nein.

Es ist allerdings bekannt, daß das von Bach entwickelte einzigartige Potenzierungsverfahren in einigen Ländern dazu benutzt wird, bereits eingeführte Kräuterheilmittel nach der gleichen Methode zu bereiten. Diesen pflanzlichen Substanzen, die im Normalfall direkt auf den Organismus einwirken, kann man eine Beeinflussung der Gemütszustände gewiß nicht rundweg absprechen. In flüssiger Zubereitung werden sie dann häufig als »Blüten-Essenzen« angeboten. Aufgrund dessen werden sie leider zu Unrecht ziemlich häufig mit den Bach-Blüten in Verbindung gebracht. Vielleicht wäre die Bezeichnung »Flüssige Kräuter-Heilmittel« zutreffender. Denn genau darum handelt es sich schließlich bei diesen Mitteln. In seinen frühen Publikationen sowie in *Heile dich selbst*[1] spricht Edward Bach von den »Arzneien der Zukunft« und deutet an, daß man in der Apotheke der Natur künftig vermutlich noch weitere für Körper und Geist außerordentlich heilkräftige Pflanzen entdecken werde. Diese Aussage hat Bach jedoch zu einem

---

1 In Edward Bach, *Blumen, die durch die Seele heilen*, München: Hugendubel, 1980.

Zeitpunkt gemacht, als er etliche der Pflanzen, die er später verwenden sollte, noch nicht entdeckt hatte. Der Satz bezieht sich somit auf seine *eigenen* künftigen Entdeckungen. In den Jahren, die dieser Feststellung folgten, entdeckte Bach dann tatsächlich die 38 Blütenmittel, mit denen die von ihm entwickelte Therapie bis heute auskommt.

Abgesehen von den Blüten der Weinrebe *(Vine)* und des Olivenbaumes *(Olive)*, die in ihrer natürlichen Umgebung zubereitet werden, sowie der aus Nordindien stammenden Pflanze *Cerato* und des Heilwassers *Rock Water*, sind alle von Bach verwendeten Pflanzen in England beheimatet. Gleichwohl werden die aus diesen Blüten gewonnenen Essenzen seit mehr als 50 Jahren auch von kranken Menschen in anderen Ländern erfolgreich verwendet. Bach hat sein Augenmerk aber nicht nur auf die Pflanzenart allein gerichtet – seine Sensibilität befähigte ihn auch dazu, unter vielen Gewächsen einige wenige zu bevorzugen, deren Blütenblätter ihm wegen ihrer Färbung besonders auffielen. Daher hat jedes der Bach-Blütenkonzentrate eine ganz spezifische Zusammensetzung und erfüllt nur die ihm zugewiesene besondere Aufgabe.

Edward Bach hat sechs Jahre gebraucht, um seine 38 Blütenmittel zu finden. In einigen Ländern hat man inzwischen angeblich mehr als 200 weitere Heilpflanzen entdeckt, die unter der Bezeichnung »Blüten-Essenzen« auf dem Markt sind. Ist es nicht seltsam, daß man unversehens 200 neue Seelen- und Gemütszustände entdeckt haben will?

Eine ähnliche Frage, die häufig an uns herangetragen wird, lautet:

Es gibt heutzutage so viele neue Krankheiten. Hätte Bach, wenn er länger gelebt hätte, noch weitere Blütenmittel entdeckt?

Da die Bach-Blüten nicht zur Behandlung spezifischer körperlicher Zustände bestimmt sind, sind auch neu auftretende Krankheiten ohne Belang. Schließlich bleibt die menschliche Natur stets die gleiche, und die Seelenzustände des Menschen werden von Generation zu Generation weitergegeben.

Beeinflussen die Blütenkonzentrate andere Formen der
medizinischen Behandlung?

Nein, denn die Blütenessenzen wirken auf der geistig-seelischen
Ebene und beeinträchtigen somit nicht den Erfolg etwaiger konventioneller medizinischer Maßnahmen – tatsächlich beschleuni-
gen sie den Heilungsprozeß sogar, denn sie beeinflussen die für das
Auftreten der Krankheit ausschlaggebenden psychogenen Fakto-
ren.

Wie hat Dr. Bach die Blütenessenzen entdeckt – auf
wissenschaftlich-experimentellem Wege oder wie sonst?

Ganz eindeutig bestand für ihn zu Beginn seiner Arbeit die Notwendigkeit, sich mit seinem neuen Heilverfahren gedanklich auseinanderzusetzen und seine Annahmen im Selbstversuch zu bestätigen. Dr. Bachs homöopathische Erfahrungen mit Pflanzen, seine
Naturforschungen, seine überaus große Sensibilität und Intuition
haben ihn auf den Weg geführt, auf dem er die ersten 19 Blütenpflanzen entdecken sollte. Später, während seiner letzten beiden
Lebensjahre, als er sich schon in *Mount Vernon* niedergelassen
hatte, entdeckte er die restlichen 19 Blütenmittel. In dieser Periode
durchlitt er Zeiten seelischer Qualen, die an manchen Tagen schier
unerträglich wurden und sich auch organisch manifestierten. Und
erst diese leidvollen Zustände gestatteten es ihm, die entsprechenden Gegenmittel zu finden.

Bach war aus dem gleichen Holz geschnitzt wie Pasteur und
Hahnemann, die mutig und selbstlos ihre bahnbrechenden Selbst-
versuche anstellten, um Krankheiten zu heilen. Es gibt hier jedoch
einen Unterschied, denn es ist unmöglich, sich selbst mit Gemütszuständen zu infizieren – wie mit Keimen oder Bakterien. Bach
mußte deshalb nach anderen Ursachen Ausschau halten, und das
brachte ihn mit einer »höheren Ebene« in Kontakt. Erst wenn ihm
der betreffende Gemütszustand ganz »zuteil« geworden war,
konnte er auch die entsprechende Pflanze finden.

Wie wirken die Bach-Blütenkonzentrate?

Diese Frage wird sehr oft gestellt und erhält je nach der Interessenlage oder Vorbildung des Fragenden verschiedene Antworten. Wie die meisten bewußt lebenden Menschen glauben auch wir daran, daß die Wirklichkeit aus drei grundlegenden Komponenten besteht: der Einheit des Höheren Selbst, dem Körper und der Seele, und daß diese drei Bestandteile der Wirklichkeit, sofern sie sich in einem ausgewogenen Verhältnis zueinander befinden, den Körper (den großen Heiler) dazu befähigen, seine Aufgabe richtig zu erfüllen. Eine Störung dieses Gleichgewichtes macht den Weg frei für Krankheiten, Depressionen, Leiden und Schmerzen. Zweck der Blütenessenzen ist es, den Menschen zu seinem natürlichen Gleichgewicht zurückzuführen, denn nur so kann er sich weiterentwickeln und gemäß seiner höheren Bestimmung vollenden. Einige Menschen werden vielleicht zu ihrem Leidwesen feststellen, daß ihre Bewußtseinsentwicklung noch nicht sehr weit fortgeschritten ist. Eine solche Bewußtseinsentfaltung läßt sich indes nicht erzwingen, denn sie ist abhängig von dem Entwicklungsstadium, das der Betreffende erreicht hat. Weiter voranschreiten können wir erst, wenn wir die Lektion des gegenwärtigen Lebens gemeistert haben, den eigentlichen Zweck unseres Daseins in dieser Welt.

Es gibt wahrscheinlich keine bessere Antwort auf diese Frage als jene, die Edward Bach 1934 in einem Vortrag in Southport gegeben hat: »Die Wirkung der Blütenessenzen besteht darin, daß sie unsere Schwingungen erhöhen und uns für die Botschaften unseres spirituellen Selbst öffnen. Sie erfüllen und überfluten unsere Persönlichkeit mit den Tugenden, die uns noch fehlen, und gleichen so jene (Charakter-)Mängel aus, die unser Leiden verursachen. Wie schöne Musik oder andere erhabene und inspirierende Erfahrungen sind sie geeignet, unser inneres Wesen zu erheben und uns mit unserer Seele in Kontakt zu bringen. Auf diese Weise schenken sie uns Frieden und erlösen uns von unseren Leiden. Sie heilen nicht, indem sie die Krankheit direkt angreifen, doch wenn sie mit den wundervollen Schwingungen unseres Höheren Selbst unseren Körper durchfluten, schmelzen die Krankheiten unseres Körpers dahin wie Schnee in der Sonne.«

Immer wieder wird behauptet, die Wirkung der Blütenessenzen
beruhe auf einem Placebo-Effekt – stimmt das?

Nein – diese Behauptung läßt sich durch die erfolgreiche Anwendung der Bach-Blüten bei Tieren und Kleinkindern widerlegen.
Überdies hat man die Blütenmittel schon vielfach mit großem
Erfolg zur Behandlung äußerst reizbarer, ja bösartiger Menschen
eingesetzt, die von deren Wirkung alles andere als überzeugt waren.

Können die Bach-Blüten abhängig machen oder haben sie
irgendwelche Nebenwirkungen?

Auf beide Fragen lautet die Antwort: nein. Die Blütenkonzentrate
sind für Menschen jeden Alters völlig ungefährlich. Das Risiko
einer Überdosierung oder eines unerwünschten Nebeneffektes besteht nicht. Selbst die Einnahme einer – im betreffenden Fall –
falschen Blütenessenz ist völlig harmlos.

Wie spricht man den Namen von Edward Bach korrekt aus – wie
den des Komponisten oder wie in engl. »batch«?

Danach wird immer noch gefragt, besonders von unseren Waliser
Freunden, die darauf hinweisen, daß die gutturale »walisische«
Aussprache korrekt sei. Im Walisischen bedeutet das Wort »klein,
lieb« und schließlich stammt die Familie von Edward Bach ursprünglich aus Wales. Als Bach seine Tätigkeit in der Londoner
Universitätsklinik begann, nannten ihn seine englischen Kollegen,
die den Gutturallaut nicht aussprechen konnten, ganz einfach
»Batch« und bei dieser Aussprache ist es seither geblieben. Wir
halten es in *Mount Vernon* ebenso, da wir sozusagen damit aufge-
wachsen sind. Selbstverständlich akzeptieren wir aber beide Va-
rianten, da nicht alle die kleine Geschichte kennen, die sich hinter
dem Namen verbirgt.

Sind die Blütenessenzen möglicherweise infolge von Umweltgiften in ihrer Wirkung geschwächt, und werden sie durch die an Flughäfen verwendeten Röntgensichtgeräte beeinträchtigt?

Fast alle für die Herstellung der Bach-Blüten wichtigen Blumen und Bäume finden sich im Umkreis von *Mount Vernon* – die meisten wachsen sogar in unmittelbarer Nähe des Hauses. Das *Bach Centre* liegt inmitten einer wundervollen ländlichen Gegend, und gravierende Umweltschäden sind hier noch nicht festgestellt worden. Dennoch finden gewiß auch in dieser Gegend giftige Pflanzenschutzmittel Verwendung, und der saure Regen kommt auch hier nieder. Trotzdem versuchen wir, die Pflanzen vor diesen Einflüssen so gut zu schützen, wie wir nur eben können. An dieser Stelle sei aber noch einmal daran erinnert, daß es nicht die Blüten selbst sind, die der Kranke einnimmt, sondern vielmehr die Lebensenergie der Pflanzen, aus denen die Blütenessenzen gewonnen werden. Und diese Energie ist eine unwiderstehliche Heilkraft, deren Qualität auch durch menschliche Eingriffe in den Naturhaushalt nicht verändert wird. Die Situation ist etwa so wie bei einem Menschen, der zu viele Genußmittel zu sich nimmt und auf diese Weise möglicherweise sogar sein Leben verkürzt, aber ungeachtet dieser Schädigung seines Organismus wird seine Seele, oder wie immer man es auch nennen mag, von alledem nicht berührt. Genauso verhält es sich mit den Pflanzen: ihre Lebensenergie bleibt trotz menschlicher Verantwortungslosigkeit und sorglosen Umgangs mit der Natur unversehrt.

Wie bereits erwähnt, ist für die Wirksamkeit der Blütenkonzentrate die Heilenergie der betreffenden Pflanzen entscheidend, und dieser Kraft vermögen auch Röntgenstrahlen nichts anzuhaben. Sofern die Möglichkeit besteht, die Blütenmittel »konventionell« inspizieren zu lassen, so ist diese Methode dem Röntgensichtverfahren natürlich vorzuziehen. Andererseits werden die Bach-Blüten seit fast 50 Jahren in die verschiedensten Länder in aller Welt verschickt, wobei sie den unterschiedlichsten Tests und Prüfungen unterzogen werden. Und niemals hat es auch nur das kleinste Anzeichen dafür gegeben, daß die Blütenessenzen dabei an Wirkkraft verloren hätten, und das bestätigt nur, daß das für die Heilwirkung entscheidende Schwingungsverhalten durch derartige Prozeduren nicht beeinträchtigt wird.

Viele Interessierte würden uns im Bach Centre gerne bei der Zubereitung der Blütenessenzen zusehen.

Das ist leider nicht so leicht möglich, wie es vielleicht scheint. Von entscheidender Bedeutung für die Qualität der Konzentrate ist natürlich der Zustand der Pflanzen, und der Idealzustand der Blüten ist in hohem Maße wetterabhängig. Das bedeutet, daß wir häufig spontan entscheiden: Heute ist der richtige Tag. Wir packen dann unsere Ausrüstung zusammen und fahren über Land und lassen alles andere stehen und liegen. Mithin ist es für uns unmöglich, im voraus einen bestimmten Herstellungstag zu benennen – das Wetter in unserer Gegend ist oft sehr unfreundlich, und die Zeit ist für uns deshalb so kostbar, daß wir auf die Wünsche von Besuchern kaum Rücksicht nehmen können.

Da heutzutage (besonders in Amerika) immer mehr Imitate auf den Markt kommen, wie kann ich da die echten von den falschen Bach-Blütenessenzen unterscheiden? Gelegentlich werden ja bereits verdünnte Präparate zum Kauf angeboten.

Zunächst einmal sollten sie sich vergewissern, daß die Bezeichnung »Bach Flower Remedies, U.K.« auf dem Fläschchen verzeichnet ist. Manche unserer ausländischen Repräsentanten sind von Gesetzes wegen gehalten, auf dem Etikett zusätzlich zu unserem auch ihren eigenen Namen zu nennen. Der Inhalt eines Behandlungsfläschchens ist nur dann in Ordnung, wenn die Mischung eigens für einen speziellen Klienten zusammengestellt worden ist: die Echtheit von Fläschchen, deren Inhalt im voraus zubereitet worden ist und die als Bach-Essenzen über den Ladentisch verkauft werden, können wir nicht garantieren. Vergewissern Sie sich also, daß das richtige Bach-Etikett auf dem Fläschchen klebt – kein anderes Präparat kann den Anspruch auf Echtheit erheben.

Anmerkung: Die Bezeichnungen »Bach Flower Stock Concentrates« und »Rescue« sind rechtlich geschützt: Die Konzentrate dürfen lediglich zur Bereitung individueller Behandlungsfläschchen verwendet werden.

Gibt es auch kranke Menschen, die auf die Bach-Blüten nicht ansprechen – jedenfalls hört man in der Öffentlichkeit nie von solchen Fällen?

Wie das für alle Therapien gilt, gibt es gewisse Menschen, die auf die Blütenessenzen nicht reagieren. Wir haben die Heilerfolge, die wir mit den Bach-Blütenkonzentraten erzielen, über einen langen Zeitraum dokumentiert. Aus diesen Aufzeichnungen geht hervor, daß wir eine Erfolgsquote von 75 Prozent zu verzeichnen haben.

Der Umstand, daß 25 Prozent unserer Klienten auf die Essenzen nicht ansprechen, ist möglicherweise in Einzelfällen darauf zurückzuführen, daß der Behandelnde die wahren Schwierigkeiten des Kranken nicht erkennt. Bisweilen sind Mißerfolge aber auch durch mangelndes Durchhaltevermögen des Betroffenen verursacht oder durch seinen – persönlich motivierten – Wunsch, nicht gesund zu werden.

Was für ein Mann war Edward Bach?

Viele Menschen erkennen in Edward Bach die außergewöhnliche Seele, den hochbegabten Mann, dessen visionäres Denken, dessen Heilkräfte und spirituelle Empfänglichkeit für die Wahrheit ihn aus der Masse weit herausheben – zugleich aber auch den bescheidenen, ganz normalen Menschen mit Sorgen und Nöten, der noch die widrigsten Lebensumstände als wertvolle Erfahrungen ansah, aus denen er lernen konnte.

All jene, die die heilende Wirkung seiner Blütenessenzen kennengelernt haben, werden Edward Bachs Namen für alle Zeit mit großer Achtung aussprechen. Und doch wäre er selbst der letzte gewesen, der eine solche Anerkennung von andern erwartet hätte, denn er hielt sich lediglich für ein Werkzeug der Natur und seines Gottes – sich selbst maß er nur geringe Bedeutung bei. Wenn wir uns seiner in Dankbarkeit erinnern, sollten wir also auf der Hut sein, daß wir ihn nicht zu einem Heiligen erheben. Bach war ein ganz normaler Mensch, der gerne lachte, ein Bier trank, mit den Einheimischen in der Dorfgastwirtschaft ein Schwätzchen machte und mit ihnen sang und tanzte. Er war bisweilen reizbar oder schwierig, wie wir alle es sind, aber zugleich war er freundlich, großzügig (in geradezu übertriebener Weise, wie manche meinten) und bescheiden. Während seiner beiden letzten Lebensjahre war er von der Vollendung seines Werkes so eingenommen, daß »weltliche« Fragen wie Essen und Kleidung für ihn völlig in den Hintergrund traten. Wenn wir seinen Entdeckungen mit größter Verehrung begegnen, sollten wir nicht vergessen, daß er selbst ein durchaus erdverbundener, durch und durch »menschlicher« Mann war.

Wir werden häufig nach Dr. Bachs fachlichen Qualifikationen gefragt, so daß wir sie hier angeben möchten:

L.R.C.P.   *Licentiate of the Royal College of Physicians*
M.R.C.S. *Member Royal College of Surgeons*
M.B.   *Bachelor of Medicine*
B.S.   *Bachelor of Surgery*
D.P.H.   *Diploma of Public Health*

Warum ist er so jung gestorben?

Die Frage nach seinem frühen Tod wird immer wieder aufgeworfen, tatsächlich wundern sich manche Menschen, warum dieser brillante Arzt nicht in der Lage gewesen ist, sich selbst zu »heilen«. Wenn wir akzeptieren, daß die Seele oder der Geist unser wahres Leben ist, dann ist der Eintritt des physischen Todes nur noch von untergeordneter Bedeutung, egal in welchem Alter dieses Ereignis eintritt. So betrachtet, ist der Tod nicht das Ende unserer Existenz, sondern lediglich ein Übergang in einen unserer Natur gemäßen Zustand. Und so war es für Bach – nachdem er sein Werk vollendet hatte – an der Zeit, Abschied zu nehmen und in andere Sphären einzugehen.

Ist es möglich, einzelne Blütenessenzen so zu kombinieren, daß
damit vielen Menschen in immer wiederkehrenden, typischen
Situationen geholfen werden kann?

Zahnarztbesuche, Prüfungssituationen, Vorstellungsgespräche, öffentliche Auftritte..., das sind nur einige der oftmals belastenden Herausforderungen, denen wir uns in verschiedenen Phasen unseres Lebens immer wieder stellen müssen. Und glücklicherweise verfügen wir über ein von Bach selbst komponiertes Kombinationspräparat – *Rescue* –, das schon seit so vielen Jahren so zahlreichen Menschen in schwierigen Zeiten geholfen hat. Aber wollte man ein Kombinationspräparat entwickeln, das in allen bedrückenden Lebenslagen seine wohltuende Wirkung tut, so müßte man alle nur denkbaren Einstellungen berücksichtigen, die Menschen zu den betreffenden Problemen einnehmen können, und so bliebe eigentlich nur die Möglichkeit, sämtliche 38 Blütenessenzen zu kombinieren. Natürlich ist in allen beschriebenen Situationen Furcht das vorherrschende Gefühl – aber welche Art von Furcht? Handelt es sich vielleicht um Selbstzweifel, also um die Angst, sich zu blamieren, oder um die Furcht, einen Kredit nicht termingerecht zurückzahlen zu können, falls eine Prüfung oder ein Vorstellungsgespräch danebengeht? Manche Leute betrachten solche problematischen Situationen von der philosophischen Seite – »Wenn's schiefgeht, versuche ich's halt noch einmal« –, wohingegen andere panisch auf das Ergebnis starren, weil davon soviel abhängt. Dann gibt es solche mit einem schlechten Gedächtnis und wieder andere (*Scleranthus*-Typen), die sich nicht darüber klarzuwerden vermögen, über welches Prüfungsthema sie nun eigentlich schreiben sollen. Noch andere, die normalerweise durchaus helle sind, bringen plötzlich keinen Ton mehr heraus und sind vor Panik wie betäubt. Jeder Mensch muß deshalb individuell behandelt und nach seinem vorherrschenden Gemütszustand beurteilt werden; Generalisierungen helfen uns in diesen Fragen nicht weiter.

Sind bei der Auswahl der geeigneten Bach-Blüten auch die
positiven Seelenzustände zu berücksichtigen?

Die positiven Gemütshaltungen haben wir nur beschrieben, um
den Anwendern der Bach-Blüten einen Maßstab dafür an die Hand
zu geben, welcher Zustand nach der Behandlung der negativen
Aspekte vorherrschend sein sollte. Die Frage muß daher mit einem
Nein beantwortet werden – behandlungsbedürftig sind lediglich
die negativen Zustände.

Was halten Sie von den diversen Methoden der Verordnung von
Bach-Blütenessenzen, die sich neben dem Originalverfahren
etabliert haben?

Es ist von grundlegender Bedeutung, daß alle Anwender seiner
Blütenkonzentrate die von Dr. Bach entwickelte Methode der Verordnung und Verabreichung verstehen und akzeptieren – kein
anderes Verfahren findet Rückendeckung durch seine Lehre. Wir
sehen uns immer wieder gedrängt zu erklären, daß Edward Bach die
einzig verbindliche Methode der Auswahl der Blütenmittel selbst
festgelegt hat, und diese Methode basiert auf der intuitiven Einschätzung des vorherrschenden Gemütszustandes des Betroffenen
und der gründlichen Kenntnis der verschiedenen Blütenkonzentrate und ihrer Eigenschaften. Wir wissen, daß manche Experten
aufgrund der Muskelspannung des Klienten, aber auch mit Hilfe
astrologischer Tabellen und des Pendels zu gültigen Diagnosen
gelangen und sehr erfolgreich mit Bach-Blüten arbeiten. Wir erkennen auch an, daß es letztendlich natürlich in erster Linie auf den
Heilerfolg ankommt. Das Problem ist jedoch, daß viele dieser
Leute ihren eigenen Überzeugungen und Interpretationen eine solche Bedeutung beimessen, daß sie oftmals die Grundsätze der
Bach-Blütentherapie darüber vergessen. Und so vertreten dann
manche von ihnen unversehens den Standpunkt, die Bach-Blüten
seien ein unverzichtbarer Bestandteil *ihrer* Arbeit – wohingegen
diese doch Bestandteil eines völlig eigenständigen Behandlungsver-
fahrens sind, das den besagten Leuten die therapeutischen Mittel an

die Hand gibt, deren sie bedürfen, um die von ihnen diagnostizierten Zustände zu heilen.

Wir können gar nicht oft genug betonen, daß für uns die Reinheit des von Dr. Bach entwickelten Verordnungsverfahrens absolute Priorität genießt. Denn würden wir zulassen, daß andere Interpretationen (so schlüssig sie auch zunächst erscheinen mögen) das seit Jahrzehnten bewährte Verfahren überlagern, so würde nach und nach das Fundament der Bach-Blütentherapie zusehends untergraben werden. Es ist Bachs größter Wunsch gewesen, daß sein System in seiner *ganz und gar einfachen Form* erhalten bleiben möge, und wir appellieren an alle, die seinen Namen in Ehren halten, uns bei dieser verantwortungsvollen Aufgabe zu unterstützen.

Warum bieten Sie die Heilmittel nicht in Tablettenform an?

Dr. Bach, der schließlich ein hervorragender homöopathischer Arzt war, hätte seine Blütenmittel gewiß in Tablettenform hergestellt, wenn er dafür einen Grund gesehen hätte. Er hat sich jedoch für die flüssige Form entschieden, weil dies die Zubereitung von Mischungen erleichtert. Bekanntlich stellt man diese her, indem man je zwei Tropfen der gewünschten Blütenkonzentrate in ein 30-ml-Fläschchen Wasser gibt; von der so entstandenen Blütenmischung nimmt man dann wenigstens viermal täglich vier Tropfen ein. Stellen Sie sich nur vor, wie kompliziert das Verfahren wäre, wenn man x-mal am Tag aus verschiedenen Fläschchen je zwei oder drei Tabletten nehmen müßte. Aber ganz abgesehen davon sind die Bach-Blüten in flüssiger Form ohnehin wirksamer und lassen bei Bedarf auch eine äußere Anwendung zu – was bei Tabletten nicht der Fall wäre.

Was ist unter den »sieben Bach-Nosoden« zu verstehen – und kann man diese bei Ihnen beziehen?

Als Bach noch als Arzt in der Harley Street tätig war, arbeitete er auch eine Zeitlang im Königlichen Homöopathischen Krankenhaus und fing an, sich für die Beziehung zwischen chronischen Krankheiten und Darmvergiftung zu interessieren. Er konnte dann sieben

Gruppen von Darmbakterien isolieren, aus denen er homöopathische Vakzinen bereitete, die er seinen Patienten oral verabreichte. Diese Nosoden[1] waren zur Reinigung des Darmtraktes bestimmt und erwiesen sich als äußerst wirksam. Im Verlauf seiner Forschungsarbeiten stellte Bach dann fest, daß er bestimmte Nosoden immer wieder dem gleichen Menschentyp verabreichte und daß seine Patienten sieben klar unterscheidbaren Gruppen angehörten, denen je eine der Nosoden entsprach. Dr. Bach gab diesen sieben Gruppen nun je einen eigenen Namen, und diese Namen bildeten die Kapitelüberschriften seiner Schrift *Die zwölf Heiler,* denn jeder dieser Typen zeichnete sich durch bestimmte vorherrschende Einstellungen, Stimmungen und Grundhaltungen aus. Und diese sieben Typen bestimmten dann den Fortgang seiner weiteren Arbeit. Die Bach-Nosoden werden noch heute in einigen homöopathischen Krankenhäusern und von Ärzten in der ganzen Welt verwendet – in *Mount Vernon* befassen wir uns allerdings nicht mit ihrer Herstellung, da sie unmittelbar zur Heilung des Körpers bestimmt sind.

---

1 *Nosode* ist eine homöopathische Bezeichnung für »Gegenmittel« oder »Vakzine«.

Fragen zur Anwendung

Wie lange muß man die Blütenessenzen einnehmen, bis sich erste Resultate einstellen?

Auf diese Frage gibt es verschiedene Antworten. Viel hängt davon ab, wie tief eingewurzelt das betreffende Problem ist. Wenn man beispielsweise eines Tages mit dem typischen »Montagmorgengefühl« aufwacht, dann sind bereits ein paar Tropfen *Hornbeam*, die man in ein halbgefülltes Wasserglas gibt und kurz nach dem Aufstehen in kleinen Schlucken zu sich nimmt, ausreichend, um den gewünschten Effekt zu erzielen. Einem Gefühl der Angst oder Bedrohung kann man auf die gleiche Weise mit *Aspen* beikommen. Diese Form der Einnahme empfiehlt sich gegen alltägliche Stimmungstiefs etc., aber wenn es um die Behandlung tiefersitzender Probleme geht, muß man sich noch über weitere Details Rechenschaft ablegen, bevor man sich über die passenden Blütenessenzen ein Urteil bilden kann.

Nehmen wir die bei Kindern so beliebte Wippe, um uns die folgenden Zusammenhänge zu verdeutlichen:

Abb. 1

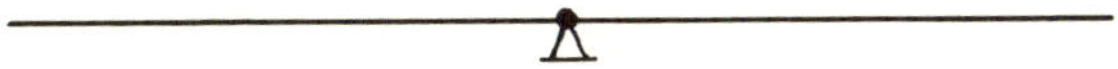

Die Abbildung 1 zeigt eine völlig in der Schwebe befindliche Wippe. Eine solche totale innere Ausgeglichenheit ist auch charakteristisch für unseren eigenen natürlichen Zustand, in dem wir unbeirrbar durchs Leben schreiten und alle Lektionen und Erfahrungen, die uns bestimmt sind, gänzlich unerschrocken meistern, das heißt, alle entsprechenden Situationen bestehen und auf der Leiter unserer Entwicklung unaufhaltsam emporsteigen. Allerdings gelingt es nur den wenigsten von uns, die ihnen gestellten Aufgaben ohne innere Widerstände oder ohne zeitraubende Umwege und Abweichungen von der ihnen bestimmten Bahn zu meistern. Und an diesem Punkt kommen die Blütenessenzen ins Spiel: sie helfen uns dabei, unser inneres Gleichgewicht wiederzufinden.

Nehmen wir beispielsweise einen tüchtigen Mann, der sehr viel Freude an seiner Arbeit hat – zunächst also sich in vollkommenem innerem Gleichgewicht befindet. Eines Tages muß er feststellen, daß seine erfolgreiche geschäftliche Tätigkeit eine Menge zusätzlicher Verantwortung mit sich bringt, und diese Pflichten fangen nun doch allmählich an, ihn zu belasten. Abbildung 2 symbolisiert das leichte Ungleichgewicht, in dem sich der Mann jetzt befindet. Entsprechend langsamer sind die Entwicklungsfortschritte, die er im Leben erzielt (Position A).

Abb. 2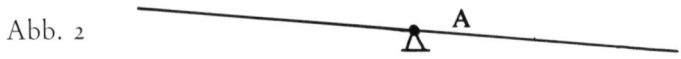

Zu diesem Zeitpunkt hat sich die problematische Haltung noch nicht sehr tief eingewurzelt, deswegen ist die Wiederherstellung des Gleichgewichts noch sehr einfach zu bewerkstelligen – mit anderen Worten, würde der Mann in dieser Phase die Blütenessenz *Elm* einnehmen, so würde das Mittel vorbeugend/prophylaktisch wirken, die normale Balance würde sich schon bald wieder einstellen und die Entwicklung wieder den normalen Verlauf nehmen.

Falls der Mann sich jedoch mit dem Ungleichgewicht abfindet und nichts gegen dieses Gefühl unternimmt, wird er vermutlich – durch eine Art Schneeballwirkung verstärkt – anfangen, an seinen eigenen Fähigkeiten zu zweifeln, während er vorher voll Selbstvertrauen gewesen ist. Dies wiederum könnte Befürchtungen um seine Zukunft und sein Familienleben in ihm wecken (Positionen B beziehungsweise C, Abbildung 3).

Abb. 3 A B C

Nachdem schließlich weitere ein bis fünf Jahre vergangen sind, würde sich unser Mann – falls er nichts gegen seine seelischen »Gleichgewichtsstörungen« unternimmt, am unteren Ende der Wippe wiederfinden (Abbildung 4); sein Problem hätte sich nun fest in ihm verwurzelt, der Streß- und Angstdruck würde sich jetzt im schwächsten Punkt seiner physischen Konstitution bemerkbar machen und das allgemeine Unwohlsein noch durch ein Magengeschwür, Asthma oder eine Nebenhöhlenentzündung etc. verschlimmern. Selbst wenn dem Mann aufgrund einer starken körperlichen Konstitution solche Krankheitserscheinungen erspart blieben, würde er wahrscheinlich einen seelischen Zusammenbruch erleiden (Position D).

Abb. 4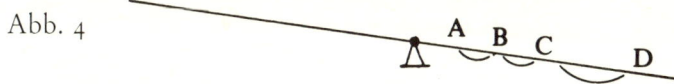

Zusammenfassend läßt sich also feststellen, daß sich die Zeit, die die Blütenessenzen brauchen, um ihre positive Wirkung zu entfalten, nach der Position bemißt, die der einzelne auf der abwärts weisenden Hälfte der Wippe einnimmt. Je tiefer unten man ist, um so größer ist der Abstand zur Ideallinie (völliges Gleichgewicht). Man sollte jedoch nicht übersehen, daß die Auswahl des Blütenmittels für einen Menschen, der sich – bildlich gesprochen – ganz unten auf der Wippe befindet, nach wie vor die gleiche ist wie für jemanden, der sich in Phase A befindet, weil nämlich an diesem Punkt die Fehlentwicklung begonnen hat. Andere vorherrschende Zustände, die sich im Laufe der Zeit aufgebaut haben, müßten gegebenenfalls zusammen mit der entsprechenden Essenz ebenfalls Berücksichtigung finden. Ein weiterer Gesichtspunkt, den man nicht vernachlässigen sollte, ist der folgende: Beim Anblick der geneigten Schaukel dürfen wir nicht etwa fälschlich den Standpunkt einnehmen, daß bloß weil der tiefste Punkt der nach unten geneigten Seite einen durch und durch negativen Zustand repräsentiert, der Umkehrschluß gilt, demzufolge der höchste Punkt der Wippe auch den positivsten Zustand symbolisiert – das wäre ganz und gar falsch. In dem Maße, wie es gelingt, den negativen Zustand wieder zu verbessern, bewegt sich die gegenüberliegende Seite der Wippe wieder von ihrem höchsten Punkt in Richtung Schwebe; und dieses natürliche Gleichgewicht – das ist der eigentlich positive Zustand.

Abb. 5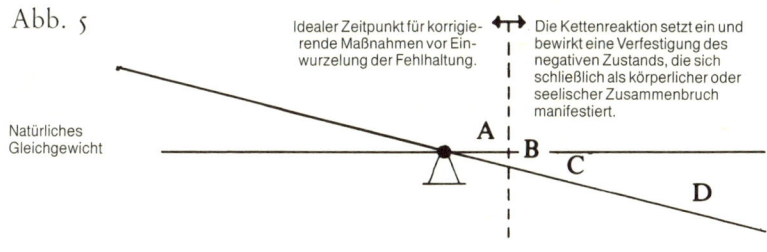

Idealer Zeitpunkt für korrigierende Maßnahmen vor Einwurzelung der Fehlhaltung.

Die Kettenreaktion setzt ein und bewirkt eine Verfestigung des negativen Zustands, die sich schließlich als körperlicher oder seelischer Zusammenbruch manifestiert.

Natürliches Gleichgewicht

In einer Ihrer Veröffentlichungen konnte man vor einiger Zeit lesen, gewisse Blütenessenzen seien besonders für Menschen in ganz bestimmten Lebensverhältnissen geeignet; eine solche Gruppe seien etwa einem tyrannischen Regiment unterworfene Menschen, nämlich »Galeerensklaven«. Meine Frage geht nun dahin: Würden die betreffenden Blütenessenzen solchen unterdrückten Wesen helfen, ihre würdelose Situation demütig zu ertragen, oder ihnen die Kraft geben, sich zu erheben und ihre Ketten abzuschütteln?

Eine eher hypothetische, aber gleichwohl interessante Frage, die uns die Möglichkeit bietet zu erläutern, wie die Bach-Blüten dazu beitragen, den leidenden Menschen wieder in einen glücklichen mittleren Zustand (die Schwebe) zu bringen, und zwar indem sie ihm helfen, den Weg zwischen den beiden Extremhaltungen zu beschreiten.

Menschen, die einem tyrannischen System unterworfen sind und noch über Hoffnung und Mut verfügen, werden sich je nach Situation zurückhalten und in jenem Augenblick die Ketten zerreißen, wenn der für sie richtige Zeitpunkt gekommen ist. Aber vielleicht hat sich die Mehrheit dieser Unterdrückten auch mit ihrem Schicksal abgefunden und jegliche Hoffnung aufgegeben, so daß ihre »Stärke« von der schweren Decke einer unumschränkten Herrschaft geradezu erdrückt wird. Einstellungen wie beispielsweise Individual- oder Ichbewußtsein, eigenständiges Denken und Entscheidungsfreudigkeit lassen sich mit Hilfe der Blütenessenzen reaktivieren. Das führt jedoch nicht notwendig zu einer Revolte, sondern erfüllt das Selbst der betreffenden Menschen mit Selbstachtung, Wachsamkeit und neuer Kraft, so daß langsame Fortschritte ermöglicht werden und die schlimmen Erfahrungen der Unterworfenheit positiv umgesetzt werden können. Dazu muß man diesen Zustand jedoch in gewisser Hinsicht zunächst einmal »akzeptieren«, denn nur so werden die Betroffenen den tieferen Sinn ihrer Entrechtung wirklich verstehen und sich mit dem Glauben rüsten, der letztendlich zur »unvermeidlichen« Befreiung führt.

Ist es moralisch vertretbar, einem Familienmitglied oder Freund
ohne dessen Zustimmung eine Blütenessenz zu verabreichen?

Grundsätzlich ist dies möglich, und in akuten Situationen kann es
hilfreich sein. In Wasser oder Milchprodukten kann man die Blütenmittel herausschmecken, zur Verabreichung eignen sich daher
am besten Fruchtsäfte oder auch alkoholische Getränke. Wäre die
Einnahme der Bach-Blütenessenzen mit Risiken verbunden, wäre
es moralisch gewiß nicht vertretbar, sie jemandem ohne seine aus-
drückliche Zustimmung zu verabreichen. Aber die wohltuende
Wirkung, die ein Mensch durch diese natürliche Therapie erfahren
kann, garantiert, daß die Verabreichung der Blütenessenzen in jedem Fall ein wohlmeinendes Angebot ist, vor dem die meisten von
uns vermutlich auch dann nicht zurückschrecken würden, wenn sie
dafür verlacht würden. Dieses Kriterium entscheidet also darüber,
ob es rechtens ist, einem Menschen ohne seine Zustimmung eine
der Bach-Blüten zu verabreichen. Unter solchen Umständen würde
sich der Betreffende hinterher wahrscheinlich freuen, über die Ursache seiner Zustandsbesserung informiert zu werden. Es muß
jedoch betont werden, daß diese Methode für die Behandlung
chronischer und tief verwurzelter Zustände ungeeignet ist.

Edward Bach hat erklärt, daß die 38 Heilmittel alle
Seelenzustände des Menschen abdecken – aber gewiß gibt es doch
mehr als 38 Gemütszustände?

Entscheidend ist immer herauszufinden, *wie* oder *warum* bestimmte Gefühlszustände manifest werden. Verärgerung hängt beispielsweise häufig mit Haß und Neid zusammen, und in einem
solchen Fall wäre *Holly* das einzig richtige Blütenmittel. Diese
Zuordnung ist jedoch keineswegs zwingend, denn Verärgerung
kann gleichermaßen durch Frustrationen, Leid, Ablehnung und
andere Gefühle verursacht sein. Die geeignete Blütenessenz kann
man daher erst bestimmen, wenn man zuvor die Ursache der Verärgerung erkundet hat. Gleichermaßen würde es angesichts solcher
Emotionen wie Bedrücktheit, Furcht, Ängstlichkeit und Niedergeschlagenheit einer genauen Prüfung bedürfen, bevor man sich auf

eine geeignete Blüte festlegen kann. Konzentrationsmangel kann viele verschiedene emotionale Ursachen haben – Langeweile, Müdigkeit, geistige Überlastung, Lethargie, mangelndes Selbstvertrauen, Ablenkbarkeit, Trägheit, Furcht und so fort. Was jedoch die grundlegenden Gefühlszustände anbelangt, so gibt es lediglich 38. Vielfach ist es jedoch nötig, eine ganze Reihe von Blütenessenzen auszuwählen, aber auch in solchen Fällen muß man sich an den oben angesprochenen Gemütszuständen orientieren.

Nehmen wir ein Beispiel: Ein Mann und seine Frau klagen beide über Ängstlichkeit. Im Gespräch stellt sich jedoch heraus, daß seine Unzulänglichkeitsgefühle – obwohl er ein durchaus tüchtiger Mann ist – auf seine Überforderung am Arbeitsplatz zurückzuführen sind, während seine Ehefrau die Entwicklung des gemeinsamen Sohnes voll Überbesorgtheit beobachtet. In beiden Fällen wären völlig verschiedene Blütenessenzen angesagt: Er bräuchte *Elm*, während sie mit *Red Chestnut* behandelt werden müßte; und doch leiden beide an sehr ähnlichen Symptomen.

In seinen Zwölf Heilern führt Dr. Bach unter der Rubrik
»Einsamkeit« drei verschiedene Blütenessenzen auf. Heißt das,
daß ein einsamer Mensch jedes dieser drei Mittel einnehmen muß?

Nein. Bach spricht zwar von sieben Typen; einer davon ist der »einsame« Mensch. Zur Behandlung dieser Grundstruktur empfiehlt er: *Water Violet, Impatiens* und *Heather*. Die beiden erstgenannten Blüten beziehen sich auf Typen, die es aus eigenem Antrieb *vorziehen*, allein zu sein. Die dritte Blüte ist für solche Charaktere bestimmt, die die Gesellschaft anderer ausschließlich aus dem einen (ziemlich egoistischen) Grund suchen, um unentwegt auf diese einzureden, meistens über ihre Wehwehchen und Probleme. Wenn ein Mensch hingegen durch äußere Umstände oder durch Schicksalsschläge vereinsamt ist, sollte man ein anderes, diesem Zustand entsprechendes Blütenmittel auswählen. So sind scheue und ängstliche Menschen beispielsweise häufig einsam, und in diesem Fall wäre *Mimulus* die Blüte, die der Betreffende braucht.

*Kann man bereits gebrauchte Einnahmefläschchen
wiederverwenden?*

Natürlich. Sie müssen das Fläschchen lediglich gründlich mit heißem Wasser ausspülen. Der Verschluß und die Glaspipette sind mit
heißem Wasser abzuspülen; die Pipette kann man auch innen reinigen, indem man sie in heißes Wasser taucht und mehrmals aus-
drückt.

*Was kann ich – abgesehen von der Lektüre von Büchern – sonst
noch tun, um mich mit den Bach-Blütenessenzen vertraut zu
machen?*

Zunächst einmal: Es ist unumgänglich, die ganze Palette der Blütenmittel und der ihnen entsprechenden Zustände auswendig zu
lernen, so daß man die passende Blüte sofort im Kopf parat hat,
sobald man sich über den vorherrschenden Gemütszustand Klarheit verschafft hat. Die Blütenessenzen und die ihnen entsprechenden Zustände sollte man deshalb wie das Morse-Alphabet auswendig lernen, damit sich die betreffenden Assoziationsmuster dem
Gedächtnis unauslöschlich einprägen. Hat man dies Problem erst
einmal gemeistert, dann bieten sich reichlich Gelegenheiten, die
eigene Wahrnehmung zu schärfen. Zu diesem Zweck können Sie
etwa unauffällig ihre Arbeitskollegen beobachten, aber auch das
Verhalten von Menschen bei festlichen Veranstaltungen. Für Anfänger eignen sich auch Theateraufführungen und Fernsehsendun-
gen zum Charakterstudium, da Theater und Film von den Schau-
spielern gleichermaßen eine Überpointierung der Darstellung verlangen. Sie können also durchaus die Zeit, die Sie ohnehin vor dem
Fernseher verbringen, sinnvoll verwenden. Sie werden überrascht
sein, wie oft Sie mit den verschiedenen Figuren auf der Mattscheibe
– oder auf der Bühne – bestimmte Blütenessenzen assoziieren.
Vertiefen Sie Ihre Erfahrungen aber auch am Beispiel kooperations-
williger Freunde oder Familienmitglieder – das kann sogar sehr viel
Spaß machen.

Ich habe gehört, daß manche Menschen nach Einnahme der
Blütenessenzen Reaktionen zeigen. Was sagen Sie dazu?

Zunächst einmal sollte man wissen, daß die von Bach entwickelten
Blütenkonzentrate unter allen Umständen unschädlich sind. Falls
es während der Einnahmezeit also beispielsweise zu einem Hautausschlag kommt, so ist dies ein erfreulicher Hinweis darauf, daß
der Organismus des Betroffenen Giftstoffe ausscheidet. Das gleiche
gilt für solche Gemütszustände, die von seiner oder ihrer üblichen
Seelenverfassung auffällig abweichen. Manche Menschen verbergen gewisse Gefühle in ihrem Unterbewußtsein vor sich selbst –
bestimmte Gedanken, die ihnen nicht behagen, verdrängen sie einfach aus ihrem Bewußtsein. Wer sich so verhält, hat noch nicht
begriffen, was die betreffende Emotion ihm eigentlich sagen will.
Deswegen ist es ohne weiteres einsichtig, daß vor einer Heilung alle
giftigen Stoffe aus dem Organismus ausgeschieden, ebenso wie
sämtliche tiefverwurzelten Gefühle verarbeitet werden müssen.
Diese durchaus begrüßenswerte Wirkung der Bach-Blüten ist meist
nur von kurzer Dauer. Im übrigen kann unser Organismus natürlich nur Giftstoffe ausscheiden, die ihn zuvor verunreinigt haben.
Derartige Reaktionen sind deshalb keine Nebenwirkung der Blütenessenzen, sondern Teil des durch die Einnahme eingeleiteten
seelischen und körperlichen Reinigungsprozesses.

Kann man die Blütenkonzentrate auch unverdünnt einnehmen?

Falls eine Verdünnungsflüssigkeit nicht zur Verfügung steht, kann
man notfalls auch einige Tropfen von dem betreffenden Blütenkonzentrat einnehmen. Es sei jedoch daran erinnert, daß die Blütenessenzen in unverdünntem Weinbrand konserviert werden. Dieser
Hinweis ist besonders wichtig für Alkoholiker und Menschen, die
etwa aus religiösen Gründen den Alkoholgenuß ablehnen. Grundsätzlich ist es jedoch immer ratsam, die Blütenessenzen – und sei es
auch nur in einem Eßlöffel Wasser – zu verdünnen. Diese verdünnte Mischung beläßt man dann kurze Zeit im Mund. Beim
Herunterschlucken sollte man sich vorstellen, daß ein heilender
Lichtstrom den ganzen Organismus erfüllt und die »Dunkelheit«

jenes Gemützustandes vertreibt, der das betreffende Leiden verursacht hat. In Notfällen, beispielsweise wenn ein Kranker ohnmächtig ist, ist es auch statthaft *Rescue* (nötigenfalls auch unverdünnt) auf die Schläfen, Handgelenke, hinter den Ohren oder auf die Lippen aufzubringen. Dies gilt allerdings nur für Situationen, in denen die orale Einnahme nicht möglich ist. Die unverdünnte Verabreichung eines Blütenkonzentrates erhöht nicht die Wirkung – zwei in Wasser aufgelöste Tropfen des Konzentrats erfüllen den gleichen Zweck.

*Wie können die Bach-Blütenessenzen angeblich »unheilbar«
kranken Menschen helfen, die zu ständigem Leiden verurteilt
sind?*

Wir vertreten seit langem die Überzeugung, daß körperliches oder seelisches Leid so lange »unheilbar« ist, wie der betreffende Mensch durch sein Leiden etwas hinzulernen soll, was seiner eigenen höheren Entwicklung zugute kommt. Das heißt jedoch nicht, daß wir einen solchen Menschen mit der endgültigen Auskunft konfrontieren sollen:»Ich kann nichts mehr für Sie tun – Sie werden mit dieser Krankheit leben müssen.« Ganz und gar nicht: Die Bach-Blüten können durchaus dazu dienen, die Hoffnung des Betroffenen zu stärken und seinen Glauben daran, daß das Leiden einen *eindeutigen Zweck* hat und daß eine Heilungschance besteht. Diese neue positive Perspektive ist in vielen Fällen der erste Schritt auf dem Weg zur Genesung, denn möglicherweise ist das Leiden ja nur von kurzer Dauer, wer weiß? Die richtige geistige Einstellung jedenfalls ist Voraussetzung für jenes ausgewogene Verhältnis zwischen seelischen und körperlichen Kräften, das im Organismus einen natürlichen Selbstheilungsprozeß in Gang bringen kann. Was nun solche Menschen betrifft, die kurz vor ihrem Hinscheiden Bach-Blütenessenzen eingenommen haben, so hat Nora Weeks festgestellt:»Wenigstens sind sie glücklich gestorben!«(Das ist zwar nicht frei von einer gewissen Ironie, aber gleichwohl wahr.)

Wenn während der Einnahme einer bestimmten Blütenmischung ein neuer dominanter Gemütszustand auftritt – sollte man in einem solchen Fall eine neue Mischung herstellen und beide zu verschiedenen Zeiten einnehmen?

Nein, es ist nicht immer nötig, eine zweite Mischung herzustellen. Sofern die Flasche noch ziemlich voll ist, können Sie einfach das erforderliche Heilmittel der ersten Mischung hinzufügen. Wenn Sie dann ohnehin ein neues Fläschchen bereiten, können Sie die neue Mischung von vornherein entsprechend den neuen Gegebenheiten herstellen.

Muß man für Gemütszustände, die vielleicht nur sporadisch auftreten, etwa am Morgen, jeweils ein eigenes Einnahmefläschchen präparieren?

Wenn Sie beispielsweise am Morgen mit einem Gefühl der Ängstlichkeit/Bedrohung oder der Ungeduld aufwachen oder in der wohlbekannten »Montagmorgenstimmung«, dann brauchen Sie bloß die entsprechende Blütenessenz einzunehmen (zwei Tropfen in einem Glas Wasser, dessen Inhalt Sie während des Aufstehens und der morgendlichen Tagesvorbereitungen in kleinen Schlucken zu sich nehmen). Sie brauchen angesichts solcher Stimmungsschwankungen nicht eigens ein ganzes Fläschchen mit der entsprechenden Mischung abzufüllen, die für eine dreiwöchige Anwendung ausreichend wäre.

Wann sollte man die Einnahme der Bach-Blüten einstellen? Und was geschieht, wenn man die Essenzen länger als nötig anwendet?

Sobald man eine definitive Besserung verspürt, kann man mit der Einnahme der Blütenessenzen aufhören. Haben Sie jedoch keine Angst, die geeigneten Blüten abermals anzuwenden, sollte sich zu irgendeinem Zeitpunkt ein entsprechender Gemütszustand einstellen. Da die Blütenkonzentrate ungefährlich sind, ist der Zeitfaktor nicht weiter von Belang, insbesondere da sie nicht in einem festgelegten zeitlichen Rhythmus verabreicht werden. Die Bach-Blütentherapie ist eine durch und durch persönliche Form der Behandlung, es kommt dabei nur auf einen selbst an. Im übrigen ist es ein Hinweis auf eine bereits eingetretene Besserung, wenn man vergißt die Mittel einzunehmen. In diesem Fall hat sich die Richtung des Interesses und der Aufmerksamkeit von innen nach außen verlagert.

Ein weiteres Beispiel: Nimmt ein intoleranter Mensch *Beech* ein, wird er schon bald beginnen, die guten Seiten anderer Menschen wahrzunehmen. Da sich auf diese Weise der Ausblick des Betreffenden positiv verändert, liegt es natürlich sehr nahe, daß er diesen angenehmen Zustand beibehalten möchte. Jetzt haben die Bach-Blüten ihren Zweck erfüllt, weil der in unserem Beispiel erwähnte Mensch wieder zu seinem »wahren Selbst« gefunden hat.

Wenn man mit der Einnahme der Blütenessenzen nach der Genesung weiterhin fortfährt, dann bleiben sie schlicht ohne Wirkung. Über diese Frage braucht man sich also keine Gedanken zu machen – selbst dann nicht, wenn man versehentlich einmal eine falsche Blüte eingenommen hat.

Falls keine Besserung eintritt: Wie lange sollte man bei einem Blütenmittel bleiben, bevor man zu einem anderen überwechselt?

Man sollte eine solche Blütenessenz mindestens zwei Wochen lang einnehmen; wenn bis dahin eine Besserung nicht festzustellen ist, wählt man eine andere Blüte aus. Ist indes auch nur der geringste Fortschritt zu konstatieren, so bleibt man bei dem ersten Blütenmittel und ergänzt eine oder mehrere weitere erfolgversprechende Essenzen.

Kann man gegen die Blütenessenzen immun oder unempfänglich werden, so daß sie ihre heilkräftige Wirkung nicht mehr entfalten?

Die Antwort lautet schlicht: nein. Bei regelmäßiger Einnahme von Medikamenten entwickelt der Körper auf natürliche Weise eine bestimmte Toleranzschwelle, die zugleich mit einer Erhöhung der Dosierung ansteigt. In ähnlicher Weise werden auch Antikörper gebildet, deren Aufgabe es ist, Fremdorganismen (Krankheitserreger) zu bekämpfen. Es besteht jedoch für den Körper keinerlei

Anlaß gegen die Bach-Blütenessenzen eine Abwehr aufzubauen. Diese Mittel machen im übrigen auch nicht abhängig – im Gegenteil: Weil der Kranke ganz unabhängig von den eigenen Willenskräften aufgrund der Anwendung der Bach-Blüten mehr innere Stärke und mehr Selbstvertrauen enwickelt, nimmt sein Bedarf nach den Essenzen sogar ab. Sie wirken konstruktiv und nicht destruktiv und unterdrücken nicht etwa lediglich die Symptome.

Wenn die Bach-Blüten ungefährlich sind und sich in ihrer Wirkung nicht gegenseitig blockieren – warum kann ich dann nicht eine Mischung aus sämtlichen 38 Essenzen einnehmen, um zu gewährleisten, daß ich auf jeden Fall das richtige »erwische«? In Ihrer Literatur heißt es, man solle zu einem gegebenen Zeitpunkt nicht mehr als sechs Essenzen auf einmal nehmen – warum das?

Wir verstehen durchaus die Verwirrung, die diese beiden scheinbar widersprüchlichen Feststellungen auslösen können. Auch Dr. Bach selbst hat sich diese Frage gestellt und deshalb mit einem Kombinationspräparat aus sämtlichen 38 Blüten experimentiert; allerdings hat ihn das Ergebnis nicht befriedigt. Der Grundsatz, für eine Mischung möglichst nicht mehr als sechs Essenzen zu nehmen, hat keinen dogmatischen Charakter – vielmehr stellt er nur eine Orientierungshilfe dar. Allerdings sollte es nicht schwerfallen, mit sechs oder weniger Mitteln auszukommen. Wenn Sie jedoch hin und wieder einmal zu einer aus sieben oder acht Blütenessenzen bestehenden Mischung gelangen und Sie bei Wegfall einer oder mehrerer Blüten Ihr therapeutisches Ziel gefährdet sehen, dann ist es durchaus statthaft, es bei dieser Zahl zu belassen. Im Laufe der Zeit wird Ihnen jedoch die Erfahrung zeigen, daß Sie bei der Zusammenstellung einer Mischung ruhig ein wenig wählerischer sein können. Je weniger »verschwommen« eine solche Mischung ausfällt, um so besser kommen ihre einzelnen Komponenten zur Geltung. Entspricht der Betroffene exakt einem ganz bestimmten Typ, dann genügt bereits das *eine* zugehörige Blütenmittel, um seine Balance wiederherzustellen. In den meisten Fällen sind die Verhältnisse jedoch etwas komplizierter, so daß ein Kombinationspräparat erforderlich ist, um den verschiedenen negativen Aspekten beizukommen. Aber obwohl oftmals auf den ersten Blick zahlreiche Blüten notwendig zu sein scheinen, ist man nach sorgfältiger Überlegung fast immer in der Lage, mit einigen wenigen die erwünschte Wirkung zu erzielen. Bei der Auswahl der Blütenessenzen sollte deswegen stets die Frage »Warum?« im Mittelpunkt stehen: »Warum bin ich verspannt, niedergeschlagen, ängstlich, unglücklich, verwirrt, schwach etc.?« Wenn Sie sich auf diese Fragen ehrlich Antwort geben, dann werden Sie in den Einzelfällen fast immer auf eine Hauptursache stoßen. Denken Sie immer an den »Ursache-Wirkung-Effekt«. Wenn ein Mensch beispielsweise aus Angst unter einem Gefühl der Unsicherheit leidet, dann muß die Angst behandelt werden, und die Unsicherheit wird von ganz alleine verschwinden.

Wenn zwei diametral entgegengesetzte Blütenessenzen in die gleiche Mischung gelangen, neutralisieren sie sich dann gegenseitig?

Die Antwort lautet: nein. Sie heben sich in ihrer Wirkung nicht wechselseitig auf. Nehmen wir das Beispiel des klassischen *Vine*-Typus, eines Menschen also, der ganz entschiedene Ansichten vertritt und mehr zum Herrschen als zum Dienen neigt. Gibt man einem solchen Menschen die zur Behandlung des unterwürfigen Charakters bestimmte Essenz *(Centaury)*, so hätte es schlimmstenfalls die Wirkung, das Symptombild ein wenig zu verwischen – es sei denn, es gäbe noch eine sekundäre Indikation, die nach dieser Bach-Blüte verlangt. Dieser Fall wäre beispielsweise gegeben, wenn er von einer bestimmten Gewohnheit beherrscht oder von einem Mitglied des anderen Geschlechts manipuliert würde.

Ist es möglich, parallel zu den Bach-Blütenessenzen auch homöopathische Präparate einzunehmen?

Trotz der Empfindlichkeit bestimmter homöopathischer Arzneien verschreiben zahlreiche homöopathische Ärzte auch Bach-Blütenessenzen. Die Bach-Blüten haben weder negative Auswirkungen auf andere allo- oder homöopathische Arzneien noch werden sie von diesen nachteilig beeinflußt.

Wenn ich ein Mensch bin, der weder zu Zornausbrüchen,
Aggressivität noch Intoleranz neigt – wäre es unter solchen
Umständen für mich ratsam, die entsprechenden Blütenessenzen
einzunehmen, um mich vor den genannten Gemütszuständen zu
schützen?

Man nimmt nicht im voraus Blütenmittel, um bestimmten Seelen-
zuständen vorzubeugen, die möglicherweise einmal auftreten
könnten. In Frage kommen nur solche Blüten, die reale Gefühlszustände – wie Angst oder Niedergeschlagenheit – auflösen, die
andernfalls gravierende Folgen haben könnten. Aber man verwendet die Bach-Blüten nicht zu rein präventiven Zwecken, sondern
lediglich um manifeste Seelenzustände zu beeinflussen, damit diese
gar nicht erst Gelegenheit haben, sich einzuwurzeln. Ein entschei-
dungsfreudiger Mensch, der über die geringste Selbstkenntnis verfügt, würde daher niemals *Scleranthus* einnehmen, um sich vor
Unentschlossenheit zu schützen. Erst wenn Zweifel sich seiner
bemächtigen und seine Entscheidungsfähigkeit bedrohen, würde er
das entsprechende Blütenmittel anwenden.

Unseres Wissens behaupten einige Leute, daß es für einen Kranken
hilfreich sein könne, das seiner tatsächlichen Symptomatik genau
»entgegengesetzte« Blütenmittel einzunehmen, um auf diesem Weg
die positiven Aspekte der eigenen Persönlichkeit zu stärken. Das
würde beispielsweise bedeuten – wenn der Betreffende ein schwa-
cher, unterwürfiger, sanftmütiger Mensch wäre *(Centaury)*, so
würde *Vine* ihm die erforderliche Energie zuführen. Diese Annahme
ist völlig falsch. Den positiven Persönlichkeitsaspekt kann in solchen
Fällen einzig *Centaury* zur Geltung bringen, denn es befähigt Menschen, die sich leicht von stärkeren und rücksichtslosen Naturen
überfahren lassen, gegebenenfalls auch einmal nein zu sagen.

Die durch *Centaury* angeregte positive Entwicklung führt jedoch nicht zu einer Persönlichkeitsveränderung. Die betreffenden
Menschen bleiben genauso großzügig und leutselig, wie sie es immer schon gewesen sind, sie werden durch die Blütenessenz jedoch
befähigt, sich in den entsprechenden Situationen nicht das Heft aus
der Hand nehmen zu lassen, ohne dabei etwa ihre Liebenswürdig-
keit einzubüßen.

Ist die Beschreibung, die jemand von einem anderen Menschen gibt, ausreichend, um auf dieser Grundlage eine Mischung auszuwählen?

Das hängt natürlich in hohem Maße davon ab, wie gut die beiden Menschen sich kennen. Gewöhnlich können Eheleute den vorherrschenden Seelenzustand und den Lebensausblick des je andern recht gut beschreiben. Man sei jedoch auf der Hut, wenn beispielsweise ein »Familientyrann« anfängt über die Empfindlichkeit seines oder ihres Partners zu sprechen. Solche Kraftnaturen neigen häufig dazu, den anderen als einen schwachen und gefügigen Menschen zu charakterisieren, wobei sie jedoch gerne übersehen, daß die wahre Ursache des Problems in ihrem eigenen aggressiven und dominierenden Verhalten zu suchen ist. In diesem Fall sind eigentlich sie es, die behandlungsbedürftig sind, da sie den wahren Wert jener liebenswürdigen Ehrlichkeit und Großzügigkeit noch nicht erkannt haben, die für ihren Partner charakteristisch ist. Gleichwohl wäre für den schwächeren der beiden Eheleute wahrscheinlich *Centaury* geeignet.

Um jedoch noch einmal auf die obige Frage zurückzukommen: Vielfach hat man kaum eine andere Wahl, weil Lethargie, Schüchternheit, Zweifel, Krankheit oder andere Umstände den betreffenden Menschen daran hindern, fachkundige Hilfe aufzusuchen. In diesem Fall muß man mit viel Feingefühl vorgehen und die richtigen Fragen stellen, um auf diesem Wege zu erfahren, worauf es bei dem fraglichen Menschen in erster Linie ankommt. Für gewöhnlich können enge Freunde, aber auch die Eltern recht verläßlich Angaben über die Person machen, für die sie Hilfe suchen. Tröstlich ist außerdem, daß eine möglicherweise ungeeignete Blütenessenz dem Betreffenden dennoch keinerlei Schaden zufügt, und ein solcher Irrtum würde uns dann vielleicht veranlassen, unsere Fragen noch einmal zu überdenken, beziehungsweise sie präziser zu formulieren.

Sie empfehlen in Ihren Anweisungen, reines Quellwasser zu
verwenden – können Sie das bitte näher erläutern.

Quellwasser kann man in Reformhäusern, aber auch in Supermärkten kaufen; es sollte jedoch kohlensäurefrei sein, damit es beim Auffüllen des Fläschchens nicht übersprudelt. Destilliertes Wasser hingegen ist nicht empfehlenswert, denn es ist eine »tote« Flüssigkeit, die über keinerlei natürliche Eigenschaften verfügt.

Ein Heiler, der nach der Pendelmethode diagnostiziert, hat mir
kürzlich erklärt, ich bräuchte eine Mischung aus zehn Tropfen
Walnut, vier Tropfen Larch und zwei Tropfen einer anderen
Essenz. Handelt es sich dabei um eine neue Form der Dosierung,
die man erst in letzter Zeit entwickelt hat?

Nein, eine solche neue Methode der Dosierung gibt es nicht. Dr. Bach hat festgesetzt, daß eine Mischung aus je zwei Tropfen der notwendigen Blütenessenzen zu bestehen hat. Nimmt man von den einzelnen Blütenmitteln mehr als diese zwei Tropfen, so schadet das zwar nicht, ist aber eine Verschwendung der wertvollen Konzentrate. Es bringt keinerlei zusätzlichen therapeutischen Nutzen mit sich, wenn man statt der zwei Tropfen einer Blütenessenz, die man in ein Glas Wasser gibt, ein ganzes Fläschchen des betreffenden Konzentrats austrinken würde. Die Einnahme einer größere Menge ist therapeutisch völlig bedeutungslos. Die Differenzierung, von der in der Frage die Rede ist, ist absolut belanglos, ja sogar irreführend.

Wir haben bereits weiter oben darauf hingewiesen, daß Menschen, die es verstehen, mit einem Pendel sachgemäß umzugehen, mitunter gute Erfolge erzielen, aber wir hören auch immer wieder von Anfängern, die von sich behaupten, daß sie sich dieses Hilfsmittels immer dann bedienen, wenn sie bei der Auswahl der Blüten Zweifel an ihrem eigenen Urteil und an ihrer Intuition hegen. Diese Feststellung jedoch wirft wiederum die weitere Frage auf, für welche Blütenessenz sich diese Menschen entscheiden würden, wenn die Antwort des Pendels von ihrer eigenen ursprünglichen Einschätzung abweicht. Oder wenn man eine andere Person zu Rate zieht und das Pendel des Betreffenden ein völlig anderes Ergebnis anzeigt (was unseres Wissens gar nicht so selten vorkommen soll) – ja, was dann? Wir können Anfänger nur immer wieder bitten, die Bach-Methode gründlich zu studieren – so daß sich mit der Zeit die Auswahl der Blüten gleichsam automatisch vollzieht –, weil dann nämlich Zweifel an der eigenen Diagnose nach einer Weile völlig verschwinden. Das jedenfalls ist wesentlich besser, als wenn sie sich durch widerstreitende Meinungen verwirren und zu unnötigen Fehlern verleiten lassen, die ihnen die Freude an der Sache verleiden und auch denen nicht helfen, die ihren Beistand suchen.

Nebenbei bemerkt: Den erwähnten Anfängern, die aus mangelndem Vertrauen in ihr eigenes Urteil den Rat Dritter suchen, würde etwas *Cerato* gewiß nicht schaden.

Können die Bach-Essenzen bei einer Zahnbehandlung von Nutzen sein?

Natürlich. Wir können gerade in letzter Zeit immer wieder feststellen, daß immer mehr Zahnärzte ein Interesse an den Bach-Blüten bekunden. Falls der Patient vor dem Zahnarzttermin in Panik gerät, sollte er unbedingt *Rescue* einnehmen. Bei Angstzuständen kann *Aspen* ebenfalls hilfreich sein, und wenn der Gedanke an die Zahnbehandlung beständig im Kopf kreist, so sollte man den genannten Blütenessenzen noch *White Chestnut* hinzufügen. Zunächst überprüft man die eigenen Gefühle und wählt dann die entsprechenden Blüten aus. Nehmen Sie ein Fläschchen der Mischung mit zum Zahnarzt und trinken Sie in regelmäßigen Abständen davon. Falls Ihr Zahnarzt nichts dagegen einzuwenden hat (immerhin sind Sie *sein* Patient), können Sie auch direkt vor Behandlung vier Tropfen *Rescue* in den zum Mundausspülen bereitgestellten Becher geben und so Ihre regenerativen Kräfte stärken.

Läßt sich der Zustand von Alkoholikern durch die Behandlung mit Bach-Blütenessenzen verbessern?

Da die Bach-Blüten in Weinbrand konserviert werden, stellt sich natürlich die Frage, ob man sie Alkoholikern verordnen darf. Jeder wird einsehen, daß in einem Glas Wasser, in das zwei Tropfen einer Mischung hineingegeben werden, praktisch keinerlei Alkohol enthalten ist, aber dieser Umstand ändert selbstverständlich nichts an den psychologischen Implikationen des Problems, wenngleich man die Mittel aus einem Glas Wasser (oder erst recht Fruchtsaft) absolut nicht herausschmecken kann. Der Betreffende sollte also zwischen dem Nutzen der Behandlung und der Tatsache, daß die Bach-Blüten in Weinbrand konserviert werden, abwägen. Was *aktive* Alkoholiker anbelangt, so können sie die Blütenmittel gefahrlos einnehmen. Für Drogenabhängige und Alkoholiker kommt wahrscheinlich in den meisten Fällen *Agrimony* in Frage, weil bei diesen Menschen der Anschein des Wohlbefindens, den sie in früheren Zeiten einmal zu erwecken versucht haben, von allein nicht mehr trägt, und sie diese Fassade vor sich selbst nur mehr mit Unterstützung von Rauschmitteln aufrechterhalten können. Diese Diagnose darf man natürlich nicht über Gebühr verallgemeinern, weil zweifellos auch Menschen, die sich in einem schier hoffnungslosen Zustand befinden oder dem unerträglichen Druck ihrer Pflichten und Verantwortung zu entkommen suchen, bisweilen der Sucht verfallen. In solchen Fällen müßte man natürlich andere Blütenessenzen verwenden.

Die folgenden Zeilen sind dem Brief eines Alkoholikers entnommen, der uns vor einige Zeit erreicht hat. Die Worte des Mannes bestätigen, was weiter oben gesagt wurde, und wir danken ihm für seine Darlegungen:

»...Die meisten Alkoholiker gehören zum *Agrimony*-Typ, obwohl man natürlich jeden Einzelfall genau in Augenschein nehmen muß. Trinker sind im Grunde genommen »fröhliche und sorglose« Menschen, obwohl sie im Stadium des chronischen Alkoholismus meist unter Depressionen leiden und verdrießlich wirken. Jemand hat einmal zu mir gesagt, mein Gesicht sei geradezu das Bildnis eines zu einem Grinsen verzerrten Schmerzes, und diese Feststellung gilt für viele Alkoholiker, die sich bemühen, ein forsches Gesicht aufzusetzen, während sie sich gleichzeitig von den Problemen des Lebens geradezu erdrückt fühlen... Man könnte das Gesicht des Trinkers vielleicht mit der Maske des ewiglächelnden Clowns vergleichen, aus dessen Mund die Späße sprudeln, ohne daß jemand zu sagen wüßte, was hinter der Maske eigentlich wirklich vor sich geht. *Agrimony* kann einem solchen Menschen helfen, sich mit seinen Problemen auf eine fröhliche, lebensbejahende Art und Weise auseinanderzusetzen – nach meiner Erfahrung kann es dabei durchaus lustig zugehen, und genau das ist es, was Alkoholiker suchen – Fröhlichkeit.«

Wie die Alkoholiker suchen auch Drogensüchtige (deren Symptomatik im übrigen sehr ähnlich ist) irgendeine Stütze oder auch Anregung; nicht selten neigen sie aber auch zur Realitätsflucht. Vor der Einnahme von Bach-Blütenessenzen sollte man bestimmte Fragen abklären:

– Was ist für den Betreffenden das Hauptmotiv, Drogen zu nehmen? Beispielsweise: Langeweile, die Unfähigkeit, die Wirklichkeit zu ertragen oder Verantwortung zu übernehmen, Angst, Gruppenzwang, das Gefühl, den Anforderungen des Lebens nicht gewachsen zu sein, mangelnde Selbstkontrolle, Sorgen, Hoffnungslosigkeit etc.
– Welchem Typ hat der betreffende Mensch angehört, bevor er der Drogensucht zum Opfer gefallen ist – und wie hat er auf die durch die Sucht verursachten Streß-, Leid-, Angst- und Frustrationsgefühle reagiert?

Wenn Sie Antworten auf diese Fragen gefunden haben, dann ist bereits ein guter Anfang gemacht, und Sie haben eine gute Chance, die Blütenessenzen zu finden, die den Betroffenen wieder auf den Weg der Genesung führen.

Häufig kann man auch das Rauchen, die Eßsucht und ähnliche gewohnheitsmäßige Verhaltensweisen nach der oben beschriebenen Methode behandeln.

Mitunter fällt die Entscheidung zwischen verschiedenen Blütenmitteln ähnlicher Zuordnung nicht leicht. Dem unerfahrenen Anwender kann dies bisweilen einiges Kopfzerbrechen bereiten. Die folgenden Vergleiche tragen hoffentlich zur Erhellung dieser Fragestellung bei.

Worin besteht der Unterschied zwischen Larch, Scleranthus und
Cerato? Sie alle stehen doch in einem Zusammenhang mit
mangelndem Selbstvertrauen.

Dem *Larch*-Typ fehlt es an Vertrauen in seine Fähigkeit, bestimmte
Dinge zu tun. Er erwartet von vornherein zu scheitern und versucht
es folglich erst gar nicht. Er verfügt zwar durchaus über die notwendigen Fähigkeiten, aber aus Angst vor dem Versagen (richtiger
wäre eigentlich: vor dem Erfolg) zieht er es vor, sich im Hintergrund zu halten und anderen – selbst wenn sie weniger begabt sind
– den Vortritt zu lassen. Auch eine überwache Selbstwahrnehmung
kommt bei solchen Menschen ins Spiel. Deswegen ist in solchen
Fällen häufig die Verabreichung einer »angstlösenden« Blütenessenz geboten.

Scleranthus-Typen haben Entscheidungsschwierigkeiten, wissen
nicht, ob sie ja oder nein sagen sollen – sie haben sozusagen zwei
Seelen in ihrer Brust. Am treffendsten charakterisiert man sie mit
den Prädikaten »entscheidungsunfähig« und »unentschlossen«. Sie
kämpfen mit sich, um eine Lösung ihres Problems herbeizuführen
– bei anderen suchen sie keine Hilfe.

Cerato ist ein Mittel, das Menschen brauchen, die sich selbst
zwar sehr gut kennen und auch durchaus entscheidungsfähig sind,
dann jedoch plötzlich anfangen, bereits getroffene Entscheidungen
anzuzweifeln und deshalb den Rat und die Bestätigung anderer
Menschen suchen. Sie neigen dazu, beständig die Meinung anderer
Menschen hören zu wollen. Ihr Problem besteht im Grunde genommen darin, daß sie ihrem Urteil nicht recht trauen.

Was ist der Unterschied zwischen den beiden
Müdigkeitszuständen, denen Hornbeam und Olive jeweils
zugeordnet sind?

Hornbeam-Typen leiden unentwegt unter dem »Montagmorgengefühl«. Sie sind unsicher, ob sie über die zur Bewältigung des
Tages notwendige Energie verfügen. Haben sie dann jedoch erst
einmal angefangen, so stellen sie fest, daß sie durchaus ihren Mann
stehen können. Die für sie charakteristische Müdigkeit ist mehr

geistiger als körperlicher Natur – es geht bei ihnen lediglich darum, aus den Startlöchern zu kommen.

Olive brauchen all jene, die durch lange Phasen geistiger Belastung, übermäßiger Verantwortung oder Schwierigkeiten gegangen sind; es ist aber auch bei Menschen angezeigt, die sich gerade von einer kräftezehrenden schmerzhaften Krankheit von langer Dauer erholen. Sie sind geistig und körperlich völlig erschöpft, und nun fehlt es ihnen an der nötigen Vitalität, um überhaupt etwas in Angriff zu nehmen, sie haben jeglichen »Biß« verloren. *Olive* ist auch nach einem anstrengenden Tag hilfreich, wenn man total fertig nach Hause kommt.

Welcher Unterschied besteht zwischen Wild Rose und Clematis?

Wild Rose ist ein Mittel, das all jene einnehmen sollten, die ihr Los resignierend akzeptiert haben und nun apathisch und ohne Ziele dahinleben. Solche Menschen interessiert nur am Rande, was vielleicht geschehen könnte – »Wenn es passiert, dann passiert es eben«.

Clematis ist das Heilmittel für den Tagträumer, der ständig in einer anderen Welt lebt und entweder pausenlos seinen Phantasien nachhängt oder vor der Wirklichkeit die Augen verschließt, sich mit der Wirklichkeit einfach nicht abfinden kann.

Crab Apple ist nicht nur ein »Reiniger«. Das Mittel steht auch in einem Zusammenhang mit der Selbstablehnung. Wie verhält sich das wiederum zu der Frage des Schuldkomplexes, dessen Auflösung Pine bewirkt?

Die Verordnung von *Crab Apple* ist bei Menschen angesagt, die aus irgendwelchen Gründen Ekel vor sich selbst empfinden; sie schauen beispielsweise in den Spiegel und beschimpfen sich. Sie hassen sich selbst wegen ihrer Fettleibigkeit, ihrer Narrheiten, schlechten Gewohnheiten, wegen ihrer äußeren Erscheinung und immer so fort.

Pine hingegen sollten Menschen einnehmen, die sich nicht nur wegen ihrer eigenen Fehler schuldig fühlen, sondern sich sogar noch die Mängel anderer als moralisches Versagen anrechnen. Sie müssen sich unentwegt entschuldigen und fühlen sich wertlos.

Neid und Eifersucht (Holly) sind nicht weit von Unmut über andere (Willow) entfernt. Wodurch unterscheiden sich die beiden Zustände?

Neid und Eifersucht, der *Holly*-Zustand, sind im allgemeinen an einem Menschen nicht schwer zu diagnostizieren. Insbesondere sprachliche Äußerungen sagen viel über diese Empfindungen aus.

Willow hingegen hilft Menschen, die den Eindruck haben, daß das Leben ihnen immer nur Unrecht getan hat. Sie stecken voller Komplexe und sind verbittert über ihr hartes Schicksal. »Ich Ärmste/r« – damit ist ihre ganze Lebenseinstellung bereits beschrieben.

Worin unterscheiden sich Walnut und Honeysuckle?

Walnut ist bei solchen Menschen angezeigt, die sich von vergangenen Einflüssen lösen müßten, allerdings unfähig sind, sich an eine neue Umgebung oder an neue Lebensumstände anzupassen. Diese Blüte kann den Betreffenden deshalb dabei helfen, mit schwierigen Veränderungen besser fertig zu werden, seien sie durch körperliche Vorgänge bedingt (Pubertät oder Menopause) oder auch durch Heirat, Scheidung, berufliche Umstellungen oder einen Umzug etc.

Honeysuckle brauchen Menschen, die im Geiste ständig in der Vergangenheit leben möchten – auch Nostalgiker genannt. Unerfreuliche Erfahrungen in der Gegenwart ebenso wie schöne Gedanken an vergangene glückliche Tage können eine solche Einstellung begünstigen.

Können Sie den Unterschied zwischen Gentian, Gorse und Sweet Chestnut beschreiben – die allesamt gegen Hoffnungslosigkeit verordnet werden?

Es gibt drei Stadien der Hoffnungslosigkeit:

Gentian ist im ersten dieser Stadien angezeigt. Der Betreffende fällt immer häufiger in Zustände der Niedergeschlagenheit. Er macht zwei Schritte vorwärts und einen zurück und gerät so immer mehr in einen Zustand des Zweifels und der Mutlosigkeit.

Gorse ist notwendig, wenn ein Mensch den Eindruck hat, nichts könne ihm mehr helfen. »Wenn Sie es von mir verlangen, versuch ich's gerne, aber ich glaube nicht, daß das auch nur das geringste nützt«, oder »Ach – ist ja doch völlig sinnlos« – solche Auskünfte sind charakteristisch für den *Gorse*-Typ.

Sweet Chestnut entspricht dem letzten der drei Stadien. Jetzt erscheint die Zukunft dem Kranken nur mehr schwarz und gänzlich sinnlos. Was bleibt sind völlige Verzweiflung, Qual und ein Gefühl unaufhebbarer Einsamkeit.

Worin besteht der Unterschied zwischen Mimulus und Aspen, die beide zur Behandlung von Angstzuständen geeignet sind?

Die Blütenessenz *Mimulus* ist für solche Menschen bestimmt, die unter *klar benennbaren* Ängsten leiden, Angst vor den Gefährdungen des Alltagslebens. Ebenfalls geeignet ist *Mimulus* für jene, die mit Angst oder Nervosität auf schwierige Situationen reagieren – beispielsweise, wenn sie in der Öffentlichkeit sprechen müssen oder in einer großen Menschenmenge eingeschlossen sind; daraus wiederum resultieren Furchtsamkeit und Scheu. Diese Bach-Blüte hilft gegen die Angst vor klar umrissenen Dingen.

Aspen hingegen sollten Menschen einnehmen, die unter *unbestimmten* oder *diffusen* Ängsten leiden – unter einem vagen Gefühl der Bedrohung und der schicksalhaften Verstrickung. Für gewöhnlich können die betreffenden Menschen über diese Ängste nicht richtig sprechen, weil sie sie selbst nicht verstehen.

In welcher Hinsicht unterscheidet sich der Vervain- vom Vine-Charakter?

Vervain-Typen können sich rückhaltlos für ihre gerade aktuellen Ideen und Prinzipien begeistern. Sie halten an diesen Vorstellungen mit aller Macht fest. Sie sind unumstößlich davon überzeugt, daß andere von ihren Grundsätzen nur profitieren können, deshalb versuchen sie diese unablässig zu bekehren. Bisweilen sind sie von ihren Vorstellungen wie von einer fixen Idee geradezu besessen. In Verbindung mit ihrem unbeugsam starken Willen kann diese Einstellung zu inneren Spannungen führen, die auch ihre körperliche Gesundheit beeinträchtigen. Sie gönnen sich aber auch unter solchen Umständen keine Pause und verausgaben ihre körperlichen Kräfte rücksichtslos. Sie würden um einer Sache willen sterben, sich auf dem Scheiterhaufen verbrennen lassen und bereitwillig jedes Leid auf sich nehmen; denn sie sind sehr mutig, wenn sie davon überzeugt sind, das Richtige zu tun. Sie führen ein aufregendes Leben und stehen ständig unter Hochspannung; in dieser Hinsicht unterscheiden sie sich von dem solideren *Vine*-Typ. Bei allem, was sie tun, gehen sie an ihre Grenzen – und darüber hinaus. Sie reden sehr viel, sind überangespannt, hyperaktiv und übertrieben enthusiastisch. Sie sind Reformer und Missionare.

Vine-Typen hingegen sind starke Charaktere, die davon überzeugt sind, sie wüßten am besten, was gut für andere ist. Sie versuchen andere zwar nicht zu ihren Anschauungen zu bekehren, aber sie bestimmen die Regeln, zwingen andere, sich ihrem Willen zu fügen und erwarten Gehorsam. Sie verfügen über bedeutende Fähigkeiten, sind selbstsicher, behalten in schwierigen Situationen den Überblick und sind entschlossen in ihrem Handeln. All dies sind natürlich außerordentlich positive Eigenschaften, solange die Betreffenden sie nicht dazu verwenden, andere zu unterdrücken. Aber die starke und dominierende Natur dieser Menschen vermag andere bisweilen einzuschüchtern und in ihrer Initiative zu hemmen; denn der *Vine*-Typ besteht darauf, daß alle nach seiner Pfeife tanzen. Sollte er einmal krank sein, so wird er gleichwohl jene, die ihn pflegen, herumkommandieren und ihnen vorschreiben, wie sie die Dinge zu tun haben.

Hat ein solcher Mensch seine Herrschsucht und seine Sklaventreibermentalität jedoch einmal überwunden, dann erweist er sich als ein sehr feiner Charakter. Er ist weise, blendend informiert, verständnisvoll, sicher im Urteil und im Auftreten und kann anderen durch Stärkung ihres Selbstvertrauens durchaus entscheidende Anstöße geben; überdies ist er ein weiser Menschenführer.

In welcher Hinsicht unterscheiden sich Beech und Impatiens –
schließlich sind beide für Menschen bestimmt, die gegenüber
anderen überkritisch sind?

Beech-Typen fehlt es an Verständnis für andere, sie beurteilen ihre Mitmenschen nach ihren eigenen Maßstäben und vergessen darüber, daß jeder von uns einen eigenen Weg zu gehen hat, auf eine einzigartige Weise denkt und handelt. Statt nach den guten Seiten der andern zu suchen, übersieht dieser Charakter nicht die geringste Schwäche, findet nichts Lobenswertes, sondern immer und überall nur Negatives. Wenn in diesem Typ der positive Aspekt dominiert, so verfügt er über eine der schönsten Eigenschaften, nämlich Toleranz; des weiteren bringt er Verständnis für die Schwierigkeiten der andern auf und ist fähig, in allem und jedem das Positive zu sehen.

Der *Impatiens*-Charakter ist im Denken und Handeln so schnell, daß er auf Menschen, die langsamer sind als er selbst, ungeduldig und gereizt reagiert. Er mag es gar nicht, wenn er durch andere, die mit ihm nicht Schritt halten können, in seiner Arbeit aufgehalten wird; deswegen zieht er es vor, allein zu arbeiten. Er ist ungeduldig, allerdings nicht intolerant, seine Wut ist leicht zu entzünden, verschwindet jedoch ebenso rasch wieder, wie sie gekommen ist.

Einfachheit als Prinzip

Simplicity – Edward Bachs Schlüsselbegriff lautete *Einfachheit*. Die letzten Veränderungen, die er an den Beschreibungen der von ihm entdeckten Blütenessenzen noch vorgenommen hat, dienten ausschließlich dem einen Zweck: Menschen aus allen Schichten der Gesellschaft sollten die Funktionsweise und Anwendung der Blütenkonzentrate ohne Schwellenangst und Verwirrung verstehen und sich selbst und ihre Freunde völlig risikolos diagnostizieren können.

Die wahre Bedeutung des Wortes *simplicity* ist von manchen immer wieder völlig zu Unrecht dahingehend ausgelegt worden, als stehe der Begriff für Belanglosigkeit oder kindliche Naivität. In gewissen Kreisen ist unentwegt von »höheren Visionen« oder »profunden Wahrnehmungen« die Rede. Mit Hilfe solcher Wortungetüme möchten etliche Leute uns davon überzeugen, daß wir unbedingt eine zeitgemäßere Methode der Zuordnung bestimmter Blütenessenzen oder Kombinationspräparate zu den diversen Gemütszuständen bräuchten. Nichts könnte irriger sein. Dr. Bach hat vorausgesagt, diese Heilmethode sei »die Medizin der Zukunft« – ein Potential, das in seiner ganzen Bedeutung erst allmählich erkannt wird. Daher sind alle Verbesserungsvorschläge ganz und gar überflüssig. Obwohl es zahlreiche neue Krankheiten geben mag und ebenfalls neue Lebensumstände – solche Veränderungen kann man in jeder Generation beobachten –, die Natur des Menschen besteht unverändert fort. Noch immer fürchten sich die Menschen, sie hassen, sind ungeduldig und aggressiv, hoffnungslos und niedergeschlagen, wie es seit undenklichen Zeiten der Fall gewesen ist. Unser körperliches Wohlbefinden hängt davon ab, wie wir mit den verschiedensten Lebensbedingungen zurechtkommen. Eine negative Grundeinstellung bleibt nicht ohne Folgen für unseren Körper und den Verlauf unseres Lebens, wie schon Hiob erkannte, als er sagte: »Das, was ich fürchtete zumeist, ist über mich gekommen.« Und so bleibt die Wirksamkeit der 38 Bach-Blütenessenzen für alle Zeit bestehen. Die heute grassierende Angst vor AIDS ist nichts anderes als die Angst vor der Diphtherie, wie sie in den dreißiger Jahren herrschte.

Edward Bach war unbestreitbar ein hochentwickelter Mensch, dessen Vision der *Einfachheit* gänzlich rein war und das Wesen jeglicher Vollkommenheit und jedweden Verständnisses ausmachte – und zwar unbelastet durch Verworrenheit und Dogmatismus.

Die unten abgedruckten Texte sind in frühen Publikationen des *Bach Centre* erschienen; sie wurden von Nora Weeks und anderen Kennern der Bach-Blütentherapie geschrieben. Wir haben sie hier aufgenommen, um zu unterstreichen, daß die Notwendigkeit, die von Bach selbst entwickelte Methode beizubehalten, in unseren Augen einen absoluten Vorrang hat, aber nicht etwa, weil wir kurzsichtig wären oder besitzergreifend oder engstirnig, wie der eine oder andere vielleicht behaupten könnte, sondern weil wir einem von Bach persönlich geäußerten Wunsch Rechnung tragen möchten, einem Vermächtnis, das uns als Verwaltern seines geistigen Erbes natürlich besonders am Herzen liegt.

»Vor seinem Tod erklärte Dr. Bach uns gegenüber, daß eine Reihe von Leuten auftreten werde, denen daran gelegen sei, die Zahl der Blütenmittel zu erweitern und die Methode zu verändern und komplizierter zu machen. Er bat uns jedoch ausdrücklich, das System in seiner ganzen Einfachheit beizubehalten, da es sich um eine Methode handle, die jeder mitfühlende und verständnisvolle Mensch völlig risikolos anwenden könne. Ferner sagte er: ›Zwar ist dieses Heilverfahren die Medizin der Zukunft, die sich in der ganzen Welt ausbreiten wird, aber bleibt eurer einfachen Lebensweise treu, denn sie ist die wahre Lebensweise.‹

Und so leben wir noch immer in dem roten Backsteinhaus unweit der Straße. Wir kochen und waschen selbst und halten den Garten in Ordnung. Und tatsächlich besuchen uns Menschen aus der ganzen Welt, um mit uns zu sprechen und mehr über Dr. Bach und seine Blütentherapie zu erfahren.«

NORA WEEKS

»Immer wieder hören wir, wir seien zu unwissenschaftlich. Wir freuen uns über diese Feststellung, denn das Leben ist einfach, und sein Sinn läßt sich in wenigen Worten ausdrücken: Sei freundlich, verletze niemals andere, sei glücklich. Wir sind auch der Worte eingedenk, die Dr.

Bach im Zusammenhang mit seinem Lebenswerk gesprochen hat: ›Laßt euch nicht durch die Einfachheit dieser Methode von ihrer Anwendung abhalten, denn je tiefer ihr in das System eindringt, um so deutlicher werdet ihr die Einfachheit der ganzen Schöpfung erkennen.‹«

NORA WEEKS

»Immer wieder haben im Laufe der Jahre Freunde ihre Besorgnis über die zahlreichen Versuche zum Ausdruck gebracht, die Einfachheit von Dr. Bachs Lebenswerk zu zerstören; dieselben Menschen haben auch wiederholt angefragt, was wir tun, um diesen Tendenzen zu begegnen. Wir haben die oben angesprochenen Bemühungen schon seit langem zur Kenntnis genommen. Zu zahlreich sind die Versuche gewesen, die Blütenessenzen um weitere zu ›ergänzen‹. Wären wir diesen Entstellungsversuchen nicht entgegengetreten, so wäre die erhabene Einfachheit von Bachs Werk schon vor langer Zeit vollständig verlorengegangen.

Diese ganze Entwicklung hat Bach bereits vorausgesehen. Im Oktober 1936 – etwa einen Monat vor seinem Tod – schrieb er mir: ›Diesen kürzlichen Vorfall ... kann man nur begrüßen. Ist es doch ein Ausweis für die Qualität unserer Arbeit, wenn bereits materielle Kräfte auf den Plan treten, um sie zu entstellen. Denn der Versuch einer Entstellung ist eine wesentlich gefährlichere Waffe als alle Zerstörungsbemühungen. Die Menschheit hat um einen freien Willen ersucht, und Gott hat ihr diesen Wunsch gewährt; die Menschheit muß sich daher immer zwischen verschiedenen Möglichkeiten entscheiden. Sobald ein Lehrer sein Lebenswerk der Welt übergeben hat, wird eine verzerrte und entstellte Version dieser Lehre entstehen. Das ist so unbedeutenden Männern widerfahren wie mir, die ihre Kraft dem Wohl ihrer Mitmenschen gewidmet haben, aber auch dem größten von allen Lehrern – Jesus Christus. Entstellungen und Verzerrungen sind notwendig, damit die Menschen die Möglichkeit haben, zwischen dem Gold und dem Tand zu wählen.‹«

VICTOR BULLEN

»Es ist uns zu Ohren gekommen, daß es Leute gibt, die mit Hilfe radionischer und magno-geometrischer Verfahren Bach-Blütenessenzen herstellen. Sie behaupten, ihre Präparate seien nicht minder wirksam, aber diese Mittel dürfen nicht als Bach-Blütenessenzen bezeichnet werden; denn keine vom Menschen entwickelte Apparatur vermag die Herstellung der Bach-Blütenkonzentrate durch die Natur selbst zu überbieten.

Die Natur verwendet dazu die Sonne, das Wasser, die Erde und die Luft im Verein mit den *lebenden* Blüten. Die Pflanzen wachsen an einem Platz ihrer Wahl aus dem Boden hervor, der sie nährt – und zwar an der frischen Luft. Die Sonne überträgt die heilende Lebenskraft aus den Blüten auf das in der Schale enthaltene Wasser; und diese Schale wird genau an jenem Ort in die Sonne gestellt, wo die betreffenden Pflanzen auch tatsächlich herangewachsen sind. Dann bleibt der ganze Prozeß allein der Natur überlassen. Denn einmal abgesehen davon, daß die Blüten rasch und sanft gepflückt und auf ein großes Blatt gelegt werden, das – zwecks Vermeidung irgendwelcher Hautkontakte – auf der Handfläche des Sammlers liegt, geschieht die ganze Prozedur ohne menschliches Zutun. Nach Abschluß der Zubereitung sind die Blüten noch immer frisch und lebendig. Das Wasser in der Schale ist voll kleiner, sprudelnder Bläschen – lebendiges Wasser, das die Lebensenergie der Blüten enthält.

Auch die Blüten, die in den ersten Monaten des Jahres gekocht werden, zu einer Zeit also, da die Sonne ihre volle Kraft noch nicht wieder entfaltet hat, werden abgesehen davon, daß sie gepflückt werden, ohne jegliches menschliche Zutun bereitet. Die für die Herstellung der 38 Blütenessenzen verwendeten Pflanzen gehören den höchsten in der Natur anzutreffenden Arten an. Diese blühenden Pflanzen oder Bäume wachsen ohne jeglichen menschlichen Eingriff in freier Natur. Diese sorgt auch dafür, daß jedes der Gewächse in dem ihm entsprechenden Boden heranwächst, daß es zur rechten Zeit blüht und vom Regen bewässert und von den Strahlen der Sonne zur Vollkommenheit gebracht wird.

Man vergleiche dies nur mit der Bereitung durch Radiästhesie oder sonstige technische Verfahren in einem künstlich beleuchteten Raum, ohne Sonnenlicht, frische Luft – ja sogar ohne Blüten. Solchen Verfahren fehlt genau das Entscheidende, wie leicht zu verstehen ist. Man kann immer wieder hören, daß moderne Methoden und fortgeschrittene Techniken an die Stelle der alten einfachen Methoden und Anschauungen treten müssen. Aber die Natur ist unveränderlich, sie ist heute die gleiche wie gestern.«

NORA WEEKS

»Manchen Leuten bereitet es offenbar Schwierigkeiten, die einfachen Anweisungen zu akzeptieren, die Dr. Bach hinterlassen hat. So hieß es etwa kürzlich im Hinblick auf die Dosierung, die Zahl der Tropfen müsse nach der Größe des verwendeten Fläschchens und des Spenders berechnet werden. Solches Raisonnieren hätte seine Berechtigung, wenn wir es mit statistischen Fragen zu tun hätten..., aber genau da liegt das Mißverständnis, weil die Bach-Methode nämlich kein mathematisch-naturwissenschaftliches Verfahren ist.

Wenn man ein Fläschchen füllen möchte, gibt man von den betreffenden Blütenkonzentraten eine Minimaldosis von zwei Tropfen in eine beliebige Menge Wasser bis zu 30 ml. Will man nun aus diesem Fläschchen etwas von der Mischung zu sich nehmen, so braucht man unabhängig von der Größe des Fläschchens vier Tropfen.

Es ist jedoch unvertretbar, daß jeder seine eigene Version der Bach-Blütentherapie entwickelt – weil es nämlich nur Verwirrung stiftet und Anfänger und leicht zu beeinflussende Menschen auf Abwege bringt. Sollen solche Menschen doch nach dem ursprünglichen Verfahren vorgehen, wie es sich seit über 50 Jahren bewährt hat. Bitte fordern Sie unsere Gebrauchsanleitung an, wenn Sie sich genauer informieren möchten.«

JOHN RAMSELL

»Obwohl man meinen möchte, daß sich wegen des relativ jungen Alters der Bach-Blütentherapie noch nicht allzu viele Märchen um dies Verfahren gerankt haben könnten, erfahren wir doch immer wieder von den verschiedensten irrtümlichen Feststellungen, die in sogenannten »Vorträgen« und »Seminaren« verbreitet werden und im Kreis der Interessierten stets aufs neue Angst und Verwirrung stiften.

Eines dieser Märchen ist die Behauptung, wenn zwei Flächen mit Blütenkonzentraten ohne Verschluß nebeneinanderstünden, so würden sich die Essenzen wechselseitig ›infizieren‹. Ein weiteres Gerücht lautet dahingehend, daß das betreffende Konzentrat Schaden nehme, wenn man den Flüssigkeitsspender versehentlich mit der Zunge berühre. Wir werden auch immer wieder gefragt, ob es richtig ist, daß man ein Fläschchen mit Blütenkonzentrat nach jedem Gebrauch frisch mit Weinbrand auffüllen darf, ohne daß die Wirkung der betreffenden Blüte dadurch beeinträchtigt wird. Keine dieser Auskünfte ist korrekt. Was die letztgenannte Frage anbelangt, so sei darauf hingewiesen, daß die Bach-Blüten in ihrem ursprünglichen Zustand von unbegrenzter Haltbarkeit sind. Wenn man die Fläschchen allerdings immer wieder mit Weinbrand auffüllt, dann gewährleistet man dadurch nicht die unbeschränkte Haltbarkeit, sondern verdünnt die Wirkstoffe nur in der gleichen Weise, wie man es bei der Präparation eines normalen Behandlungsfläschchens auch tut. Wir haben den Eindruck, daß solche und ähnliche Behauptungen dem Wunsch entspringen, das von Bach entwickelte System willkürlich zu verändern. Wir betonen also an dieser Stelle noch einmal: Alle Bach-Blütenkonzentrate sind von gleicher Wirkkraft, sie sind ohne weiteres miteinander mischbar; sie sind einfach, natürlich und bedürfen hinsichtlich ihrer Anwendung keiner weiteren Kenntnisse als jener, die aus unserer Literatur zu entnehmen sind. Lassen Sie sich also nicht von jenen zweifelhaften Autoritäten hinters Licht führen, die aus der Bach-Blütentherapie eine Geheimwissenschaft machen möchten.«

NICKIE MURRAY

»Einer der größten Vorzüge der Bach-Blütenessenzen ist ihre völlige Einfachheit, wenngleich viele Menschen diesen Umstand offenbar nicht ohne weiteres akzeptieren können. Die Blüten erfüllen bestimmte Bedürfnisse ebenso unmittelbar, wie Nahrung den Hunger stillt. Dr. Bach hat einmal gesagt: ›Ich möchte, daß es so einfach ist: Wenn ich hungrig bin, gehe ich in den Garten und hole mir einen Salat. Wenn ich Angst habe und krank bin, nehme ich eine Dosis *Mimulus* oder was immer mein Zustand verlangt.‹«

JANE EVANS

»Es ist unser Privileg und unsere Pflicht hier in *Mount Vernon*, dem Zentrum der von Dr. Bach entwickelten Therapie und der nach seiner Methode hergestellten Heilmittel, die Einfachheit seines Werkes zu bewahren, wie er es 1936, kurz vor seinem Tod von uns verlangt hat.

Im Laufe der Jahre haben viele Leute vorgeschlagen, man solle weitere Mittel entwickeln und das Herstellungsverfahren verändern und kompliziertere Methoden der Verordnung einführen. All diese Anregungen beweisen das außerordentliche Interesse der betreffenden Leute. Aber die Bach-Blütentherapie ist ein einzigartiges in sich geschlossenes System der Heilkunde.«

NORA WEEKS

»Das von Dr. Bach geschaffene Heilsystem hat viele Anhänger. Hunderte von Menschen in aller Welt bitten uns schriftlich um Rat und Hilfe, aber wie jedes neue System wird auch die Bach-Blütentherapie bisweilen fehlinterpretiert und mißbraucht.

Angesichts zahlreicher Briefe, aus denen hervorgeht, daß das Wesen der Blütenmittel nicht immer vollständig verstanden wird, fühlen wir uns verpflichtet, vor Mißverständnissen zu warnen.

Eine Dame, die sich dem Spiritismus verschrieben hat, hat uns mitgeteilt, sie habe Dr. Bachs Essenzen um eine Reihe weiterer Mittel ergänzt. Sie behauptete, die Namen der betreffenden Pflanzen würden ihr aus der Geisterwelt mitgeteilt.

Dr. Bach hat viele Jahre lang als Arzt, Chirurg und Bakteriologe wissenschaftlich gearbeitet. Bei der Auswahl seiner Heilpflanzen ist er mit äußerster Vorsicht zu Werke gegangen, um zu verhindern, daß unqualifizierte Therapeuten mit den Blütenmitteln Schaden anrichten könnten. Als er sein Werk begann, verfügte er bereits über einen enormen Schatz an wissenschaftlicher Erfahrung.

Wie gut sonstige pflanzliche Heilmittel auch sein mögen, sie haben nicht die Prüfung seines Urteils bestanden, und wir können daher nicht zulassen, daß sie seinen 38 Blütenessenzen hinzugefügt werden.

Wir haben auch Kunde von einem Chiropraktiker erhalten, der die Blütenmittel zu Injektionszwecken verwendet und dabei Schaden angerichtet hat. Die Bach-Blüten sind ausschließlich zur oralen Einnahme bestimmt; überdies kann man sie als Lotion verwenden. Sie sind für Injektionen völlig ungeeignet.

Wir haben uns bemüht, die Anwendungsmöglichkeiten der Bach-Blütenessenzen in einer einfachen, allgemeinverständlichen Sprache darzustellen. Wir bitten daher alle, von solchen Behandlungen Abstand zu nehmen, die sich als Bach-Blütentherapie ausgeben, ohne sich an den Standards und Methoden dieses Heilverfahrens zu orientieren.«

FRANCIS WHEELER

»Man wird feststellen, daß wir immer wieder auf die Einfachheit von Dr. Bachs Arbeit hingewiesen haben. Dies hat sich nicht nur wegen der Vielzahl neuer Interessenten als nötig erwiesen, sondern auch, weil wir uns immer wieder der mit Entstellungen und Verzerrungen verbundenen Gefahren bewußt werden müssen.

In allen Zeitaltern ist die erhaben-einfache Botschaft von dem Geschenk der Freude und der Gesundheit, das der Menschheit zuteil geworden ist, immer wieder verdunkelt, entstellt und unnötig kompliziert worden.

Deshalb zitiere ich an dieser Stelle noch einmal einen Auszug aus Dr. Bachs *Zwölf Heiler und andere Heilmittel:* ›Es gibt dem kaum etwas hinzuzufügen, denn die Verständigen werden all dies ohnehin wissen; und möge es möglichst zahlreiche – durch die Wissenschaft nicht in ihrer Auffassung eingeengte – Verständige geben, die diese Gottesgaben zum Nutzen und zum Wohl all jener verwenden, mit denen sie zusammenleben.‹

Es ist in der Tat bemerkenswert, daß diese Sätze von einem Arzt geschrieben worden sind, der von den wissenschaftlichen Methoden weit mehr als einen oberflächlichen Begriff hatte. Ich zitiere weiter aus der Einführung zu den *Zwölf Heilern:* ›Außer den hier beschriebenen einfachen Methoden bedarf es keiner Kenntnisse und keiner Wissenschaft, und am meisten Nutzen von jener Gottesgabe werden jene haben, die sie schlicht annehmen und belassen, wie sie ist – frei von Wissenschaft, von Theorien, denn in der Natur ist alles von größter Einfachheit.‹

Und so ist es geschehen, wunderbare Dinge haben sich ereignet, und viele sind geheilt worden, weil sie diese einfachen Anweisungen befolgt haben.«

Nora Weeks/Victor Bullen

Anhang

Literaturhinweise

Edward Bach, *Blumen, die durch die Seele heilen*: Die wahre Ursache von
Krankheit – Diagnose und Therapie, München: Hugendubel 1980.
Der Grundlagentext für Leser, die sich näher mit der Bach-Blütentherapie
und ihrem Entdecker befassen möchten. Das Buch enthält die beiden von
Bach hinterlassenen Originalschriften »Heal Thyself« und »The Twelve Hea-
lers and other Remedies« in deutscher Übersetzung sowie die klassischen
farbigen Originalzeichnungen der Blüten. Hier kann man Edward Bachs
eigene Beschreibung aller 38 Blüten nachlesen.

Edward Bach, *Die nachgelassenen Originalschriften*, Hrsg. Judy Howard
und John Ramsell, Kuratoren des Dr. Edward Bach Centre, England, München: Hugendubel, 1991.
Diese Sammlung von Originalschriften aus den Archiven des englischen *Bach
Centre* vermittelt ein lebendiges Bild von der Persönlichkeit Edward Bachs.
Die Auswahl umfaßt z. T. in Faksimile wiedergegebene Artikel, Briefe, Fallstudien, philosophische Notizen und Vorträge. Eine Fülle von Informationen
für Anwender der Bach-Blütentherapie, die sich für die Persönlichkeit ihres
Entdeckers interessieren.

Mechthild Scheffer, *Bach-Blütentherapie*: Theorie und Praxis, München:
Hugendubel, 1981.
Das Standardwerk über die Bach-Blütentherapie mit der ausführlichsten Interpretation der 38 Bach-Blüten aus geistiger, psychologischer und volksmedizinisch-praktischer Sicht. Das Handbuch für alle, die mit den Bach-Blüten
arbeiten, wurde bereits in mehrere Sprachen übersetzt. Die Autorin ist offizielle Repräsentantin und Lehrbeauftragte des *Dr. Edward Bach Centre*,
England, für alle deutschsprachigen Länder.

Mechthild Scheffer, *Erfahrungen mit der Bach-Blütentherapie*: mit Fragebogen zur Selbstbestimmung der richtigen Bach-Blütenessenzen-Kombination,
München: Hugendubel, 1984.
In Ergänzung zu dem Standardwerk *Bach-Blütentherapie* enthält dieses Buch
die gesammelten Erfahrungen von Freunden der Bach-Blütentherapie – Ärzten, Heilpraktikern und interessierten Laien. Besonders geeignet für alle Anwender der Bach-Blüten, die an den praktischen Erfahrungen anderer interessiert sind. Mit Farbfotos, die die bioenergetische Strahlung verschiedener
Bach-Blütenessenzen sichtbar machen und einem ausführlichen Fragebogen
zur Selbstdiagnose.

Mechthild Scheffer, *Original Bach-Blütentherapie*: Lehrbuch für die Arzt- und Naturheilpraxis, Neckarsulm: Jungjohann, 1990.
Das erste offizielle Lehrbuch der Original Bach-Blütentherapie für Ärzte und Naturheilkundler. In kurzer, übersichtlicher Form werden dem Behandler alle wesentlichen Fakten der Bach-Blütentherapie vermittelt. Mit einer Tabelle zur Differentialdiagnose und über 100 Fallstudien. Es wird gezeigt, in welcher Weise sich diese Therapie auch in die Kassenpraxis integrieren läßt.

Mechthild Scheffer, *Schlüssel zur Seele*: Das Arbeitsbuch zur Selbst-Diagnose mit den Bach-Blüten, München: Hugendubel 1995.
Das Buch baut auf dem Standardwerk *Bach-Blütentherapie – Theorie und Praxis* auf. Mit Hilfe eines Übungsprogramms zu den 38 Bach-Energien wird es dem Leser ermöglicht, sich sein persönliches Bach-Blüten-Profil zu erarbeiten und die Selbstdiagnose wesentlich zu erleichtern.

Mechthild Scheffer, *Selbsthilfe durch Bach-Blütentherapie*: Blumen, die durch die Seele heilen, München: Heyne.
Besonders geeignet für Anfänger, enthält dieses Buch das Wesentliche aus den drei grundlegenden Werken *Blumen, die durch die Seele heilen, Bach-Blütentherapie* und *Erfahrungen mit der Bach-Blütentherapie* als Taschenbuch zusammengefaßt. Mit einem Kompaktfragebogen, der die Selbstbestimmung der aktuellen Bach-Blüten-Kombination ermöglicht.

Mechthild Scheffer und Wolf-Dieter Storl, *Die Seelenpflanzen des Edward Bach*: Neue Einsichten in die Bach-Blütentherapie, München: Hugendubel, 1991.
Ein Buch für Leser, die einen tieferen Zugang zur Pflanzenwelt Edward Bachs suchen. Es bietet Einblick in die Hintergründe und Bedeutungszusammenhänge der Bach-Blütentherapie und enthält eine Fülle von Informationen aus pflanzenheilkundlicher, volksmedizinischer, anthroposophischer und ethnobotanischer Sicht. Neben ganzseitigen Farbfotos aller Blüten werden hier erstmals mit meditativer Kamera aufgenommene Meta-Fotos veröffentlicht, die eine völlig neue Wahrnehmungsebene der Pflanzenwelt zeigen.

Nora Weeks und Victor Bullen, *38 Bach Original Blütenkonzentrate*: Die speziellen Potenzierungsmethoden, Neckarsulm: Jungjohann, 1991.
In diesem Buch beschreiben die Autoren, enge Mitarbeiter und Vertraute Edward Bachs und spätere Kuratoren des *Bach Centre*, die Herstellungsmethode der Bach-Blütenkonzentrate. Nach den von Edward Bach entdeckten speziellen Potenzierungsverfahren – Sonnenmethode und Kochmethode – werden bis heute die Original Bach-Blütenkonzentrate hergestellt. Mit Farbfotos aller 38 Bach-Blüten.

Institute für Bach-Blütentherapie
Forschung und Lehre
Mechthild Scheffer

Lehrbeauftragte des Dr. Edward Bach Centre, England
für Deutschland, Österreich und die Schweiz

- Informationsservice für Interessenten

- Original Dr. Bach-Blüten-Seminare

- Ausbildung für Fachbehandler

- Therapeutenregister

- Vermittlung von Referenten

- Materialien zur Original Bach-
  Blütentherapie von Mechthild Scheffer *

Mechthild Scheffer GmbH
Institut für Bach-
Blütentherapie
Forschung und Lehre

Lippmannstraße 57
D-22769 Hamburg
Telefon 040/43 25 77 10
Fax 040/43 52 53

Mechthild Scheffer GmbH
Institut für Bach-
Blütentherapie
Forschung und Lehre

Seidengasse 32/1
A-1070 Wien
Telefon 0222/526 56 51-0
Fax 0222/526 56 51/15

Mechthild Scheffer AG
Institut für Bach-
Blütentherapie
Forschung und Lehre

Mainaustrasse 15
CH-8034 Zürich
Telefon 01/382 33 14
Fax 01/382 33 19

 * Bestellen Sie in Deutschland exklusiv bei Natura Med Verlagsgesellschaft mbH
Breslauer Str. 5, D-74172 Neckarsulm,
Telefon (0 71 32) 8 30 41, Telefax (0 71 32) 8 25 56

Weitere Titel
aus unserem Programm

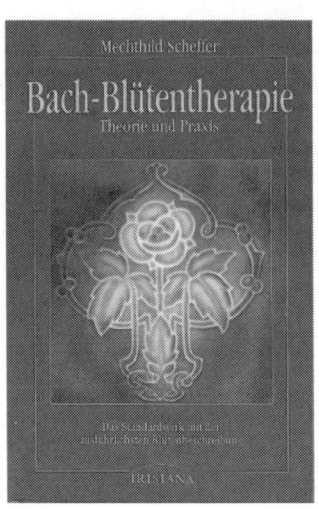

Mechthild Scheffer

BACH-BLÜTENTHERAPIE

Theorie und Praxis
Das Standardwerk mit der
ausführlichsten Blütenbeschreibung

303 Seiten mit zahlreichen Abbildungen, Festeinband

Das deutschsprachige Standardwerk über die Bach-Blütentherapie mit der bisher ausführlichsten Interpretation der 38 Bach-Blüten aus geistiger, psychologischer und volksmedizinisch-praktischer Sicht. Zusätzliche Symptomleisten erleichtern die Diagnose und machen das Buch zu einem wertvollen Handbuch für die Praxis, das bereits in mehrere Sprachen übersetzt wurde.

Die Ursache von Krankheiten hat ihren Ursprung in unserer Seele. Unerkannte oder nicht akzeptierte Gefühls- und Verhaltenskonzepte manifestieren sich zunächst als seelische Konflikte und später als körperliche Krankheiten. Zu dieser Erkenntnis kam Dr. Edward Bach nach langjährigen Studien, die ihn zur Entdeckung der Blütentherapie führten.

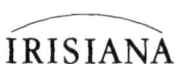

IRISIANA

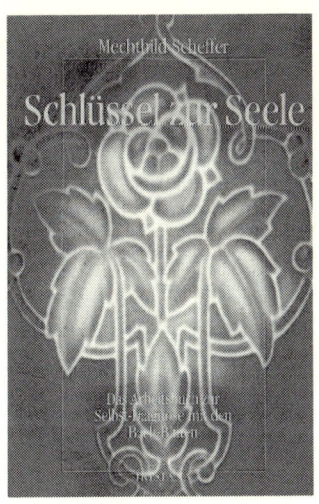

Mechthild Scheffer

SCHLÜSSEL ZUR SEELE

Das Arbeitsbuch zur Selbsterfahrung
mit den Bach-Blüten

238 Seiten mit zahlreichen Abbildungen, Festeinband

Dieses Buch möchte den Menschen helfen, das energetische Transfor-
mationsmaterial der Bach-Blüten über die Tropfeneinnahme hinaus für ihren
individuellen Entfaltungsprozeß auf allen Stufen der geistigen Entwicklung
und unabhängig von ihrer intellektuellen oder spirituellen Vorbildung
praktisch zu nutzen.

Es enthält ein mehrstufiges Übungsprogramm zur Selbsterfahrung
mit den Bach-Blüten:

Basis: Das Bachsche »Heal-Thyself-Prinzip« nach heutigem Verständnis.
Schritt 1: Persönliches Orten und Wiedererkennen der 38 archetypischen
Seelenkonzepte.
Schritt 2: Über die Brücke gehen: vom negativen ins positive Seelenpotential.
Schritt 3: Das Positive wachsen lassen.
Zu jedem Seelenkonzept gibt es vier Seiten Anregungen und Übungen,
die man auch ohne Gruppe selbständig durchführen kann.

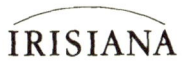

IRISIANA